U0240048

关节镜下肩袖穿骨修复
——技巧与陷阱

Arthroscopic
Transosseous Rotator
Cuff Repair:
Tips and Tricks

编　著

〔意〕克劳迪奥·基莱米（Claudio Chillemi）

〔意〕亚历山大·卡斯塔尼亚（Alessandro Castagna）

〔意〕马塞洛·奥西马尼（Marcello Osimani）

主　译

戴雪松　贾学文　阮建伟

北京科学技术出版社

著作权合同登记号　图字：01-2019-4161号

图书在版编目（CIP）数据

关节镜下肩袖穿骨修复：技巧与陷阱 /（意）克劳迪奥·基莱米（Claudio Chillemi），（意）亚历山大·卡斯塔尼亚（Alessandro Castagna），（意）马塞洛·奥西马尼（Marcello Osimani）编著；戴雪松，贾学文，阮建伟主译 . — 北京：北京科学技术出版社，2021.3

书名原文：Arthroscopic Transosseous Rotator Cuff Repair

ISBN 978-7-5714-1231-9

Ⅰ. ①关… Ⅱ. ①克… ②亚… ③马… ④戴… ⑤贾… ⑥阮… Ⅲ. ①肩关节 – 关节镜 – 外科手术 Ⅳ. ①R684

中国版本图书馆CIP数据核字（2020）第232983号

责任编辑：杨　帆	网　　址：www.bkydw.cn
责任校对：贾　荣	印　　刷：北京捷迅佳彩印刷有限公司
图文制作：北京永诚天地艺术设计有限公司	开　　本：889mm × 1194mm　1/16
责任印制：吕　越	字　　数：200千字
出 版 人：曾庆宇	印　　张：9.25
出版发行：北京科学技术出版社	版　　次：2021年3月第1版
社　　址：北京西直门南大街16号	印　　次：2021年3月第1次印刷
邮政编码：100035	ISBN 978-7-5714-1231-9
电　　话：0086-10-66135495（总编室）	
0086-10-66113227（发行部）	

定　　价：128.00元

译者名单

■ **主译**

戴雪松　　贾学文　　阮建伟

■ **译者**

戴雪松　　浙江大学医学院附属第二医院

方晶华　　浙江大学医学院附属第二医院国际医学中心

宫小康　　台州市立医院

黄　杨　　台州市立医院

贾学文　　宁波市骨科研究所 宁波市第一医院

孔劲松　　台州市立医院

梅　胜　　台州市立医院

宓云峰　　宁波市骨科研究所 宁波市第一医院

孟珠龙　　台州市立医院

阮建伟　　台州市立医院

汪斯衡　　浙江大学医学院附属第二医院

吴亘彬　　上海市东方医院

杨泽雨　　台州市立医院

袁　锋　　上海市第六人民医院东院

余新宁　　浙江大学医学院附属第二医院国际医学中心

朱迎春　　宁波市骨科研究所 宁波市第一医院

译者前言

肩关节镜专业发展迅猛，各种新观念层出不穷，我们如何决定要不要接受一种技术而不是另一种？不去了解一下，显然下不了结论。

作为最古老的肩袖缝合方法之一——穿骨固定法，曾经是肩袖固定的"金标准"，但随着缝合工具、带线锚钉的大量应用，同时打结技术、缝线构型的不断创新，穿骨固定似乎已经被人们遗忘，年轻医生甚至根本无从了解。所以，初见这本来自文艺复兴发源地意大利的关于穿骨固定修复肩袖撕裂的书籍，不免有些吃惊，难道数十年前的老派技术，依然还有人默默坚持？但细看之后却发现，此"穿骨"早已非彼"穿骨"，而是已经上升到了一个新的高度，不是一般意义上的回归。

我们知道，穿骨肩袖修复具有固定强度高的优势，而关节镜下的穿骨固定，则更是融合了关节镜手术微创的特点，从理论上来说，两者结合有潜在的诱人前景。不过，如何制备骨隧道，却是术者必须面对的挑战。过去二十年，新的固定技术及手术技巧不断涌现，医生们有了许多可以用来制备肱骨隧道的器械，有些是经过改良后的常用器械，也有一些是厂家专门设计、生产出来的特殊器械。得益于此，这个肩袖穿骨固定的理念能够在现代运动医学发展中延续下来。

本书共十四章，涵盖了肩袖的解剖学、病理生理学、临床分型、影像学和手术治疗等各个方面内容。从肩袖损伤和愈合的基础理论开始，次第展开，细致描述和比较了创新的与经典的关节镜下穿骨肩袖修复的各种方法。这使得传统的治疗方法以一种新的方式被再认识。这些新技术的应用，可以简化手术，降低费用；又能减少疼痛，改善功能，推迟关节置换时间，尤其适用于对老年骨质疏松患者的巨大肩袖撕裂或者再撕裂的治疗。通读这本书，大家可以看到，一项看似简单的技术，经历了怎样的发展，而这些发展的理论依据又是在哪里。这本书让我由衷钦佩作者们的学术坚持与钻研成果，希望大家也有所收获。

本书的译者，都是活跃在临床一线的医生，怀着一个单纯的想法，就是为专业知识的传播和普及尽到自己的绵薄之力。出版此书，也是为了怀念其中一位译者——阮建伟医生，他是我们的一位共同的朋友和兄弟，虽然他已经离开了我们，但他曾经的工作，以书籍的形式保留了下来，愿他得到快乐和安宁。

序言一

对骨科和普外科医师来讲，树立生物学理念具有极其重要的意义。

克劳迪奥·基莱米曾接受优秀的医学教育，他不仅是一位充满热情的学者，更是一位技巧高超的外科医师。他不仅仅是我的得意门生，同时也是我最好的朋友之一。我十分荣幸应邀为《关节镜下肩袖穿骨修复——技巧与陷阱》一书撰写序言。

肩袖疾病是最常见的肩关节疾病之一。肌腱和骨骼连接的区域通常称为附着区（源自古希腊语 ενθεσις，意思是"放入、插入"），是肩袖疾病的核心区域，也是肩袖修复的难点所在。本书的作者选择了肩袖损伤的生物学修复这一通常被忽视的关键方向进行研究，十分值得称道。

本书共 13 章，涵盖了肩袖撕裂的解剖学、病理生理学、分型、影像学检查和治疗等各个方面内容。关于治疗，作者首先描述了常规的外科技术，然后延伸到了更复杂的内容，包括新兴的和经典的关节镜下肩袖穿骨修复的各种方法。如此，作者以一种崭新的方式重新介绍了传统的治疗方法。这些新技术可以减少患者疼痛，改善肩袖功能，延缓关节置换时间，尤其适用于一些老年骨质疏松患者的巨大肩袖撕裂或者再撕裂的治疗。

本书的每个章节都倾注了克劳迪奥·基莱米的心血。作者对每个手术技巧和要点都进行了很好的诠释。作者还格外关注肩袖足印区的解剖学、修复技术的生物学以及生物力学等内容。本书除各章的绘图和照片非常出彩之外，更有详尽的参考文献附于文末供广大读者延伸阅读。

本书为有志于肩关节疾病领域的学生和专家提供了新的知识。我们感谢克劳迪奥·基莱米在肩关节领域的卓著贡献。他是我的挚友，相信也会成为广大读者的好朋友。

安东尼奥·吉甘特

安科纳，意大利

序言二

我坚信每个人的职业生涯都应该充满激情。一个人只有将激情与智慧、能力相结合，才能够真正走向成功。

当我刚刚从医时，我就在寻找导师。在我的心目中，导师不仅应对自己的能力有自信，还应愿意分享自己的知识和经验，不畏失败，不断尝试新的想法和治疗方案。因此，我去见了亚历山大·卡斯塔尼亚教授，并立即发现了他的伟大和过人之处——不仅是他过人的天赋和广受推崇的专业能力，更是他在工作和教学中展示出的热情。而当我第一次遇见克劳迪奥·基莱米教授时，也有同样的感觉。克劳迪奥不但展示了他的天赋与惊人的手术技巧，更展示了对工作的投入和激情。

我一生中仅见过马塞洛·奥西马尼教授一次，那是在一天晚上10点左右，我造访拉蒂那市的一家医院时。他热切地和我分享了他的工作成果，让我立即意识到，他也是那种愿意把夜晚和周末都贡献给写作的专家。当你与充满激情的同道中人共事时，艰难辛苦也会甘之如饴。如果再佐以友情，那简直具备了不可思议的魔力。在这一过程中，好奇心和追求完美的执着，同样驱使着所有人反复练习、持续提高。

当我开始研究肩袖穿骨修复的时候，我需要更新相关知识，以便提升认识，同时厘清不了解的方面和一些先入为主的想法。而本书正好满足了我的需求。它所包含的大量信息让我印象深刻，也反映了作者们的共同特点——具有好奇心、激情、奉献精神、天才般的智慧和不畏艰苦地工作。

本书涵盖了肩袖穿骨修复的所有方面，从基础的组织病理学到术后康复，各个章节依次展开，探讨了现有的生物力学知识和技术，追溯了观念的演变，提出了解决方案，也设想了未来的发展。全书还具备详实可靠的文献支持，为深化读者对该技术的认识提供了无限可能。

本书在所有作者的毫无保留的贡献下完成，这体现出了他们在肩关节领域的非凡造诣，以及不知疲倦的奋斗精神。本书的完成不仅提高了他们自身的能力，也为该领域的知识积累和提升做出了重大贡献。

卡皮（MO）

NCS 实验室 CEO、技术总监

马泰奥·曼托瓦尼，意大利

序言三

35 年前，我有幸与亚历山大·卡斯塔尼亚教授相遇并受到他的指导，开启了相互合作的职业生涯，并收获了一生的友谊。第一次见面后不久，我就发现他是一位具有超凡创造力的杰出外科医师。

亚历山大这样的人终究是与众不同的。他的学生、规培医师和同事无不认为，他是完美的绅士、才华横溢的学者和慷慨的师长。他领导发展了米兰 Humanitas 医院的骨科诊疗工作，并与他所尊敬的马里奥·兰德利教授合作，创建了一所国际骨科高等教育研究所。亚历山大曾在意大利和欧洲关节镜协会、肩肘外科协会担任主席，活跃在意大利、欧洲、亚洲和美国的协会，组织了许多研讨会，并开展了许多操作课程和教育课程，对骨科领域的贡献不胜枚举。

亚历山大不仅致力于与全世界的肩关节外科医师分享他的知识，而且致力于提高肩关节手术的治疗效果。他是第一个让我认识到生物学因素在肩袖自然愈合进程中具有重要作用的外科医师。他和他的合著者既是外科医师，也是具有生物学知识的学者。因此，他们研究了如何优化植入环境，通过对肩袖边缘的适当清创，消除有害的金属蛋白酶，从而改善植入环境，激活生长因子和间充质干细胞，最终促进了腱骨愈合。

这些丰富且充满活力的实践经历使亚历山大意识到有必要改进我们目前的关节镜下修复肩袖的方法。亚历山大和他的 NCS 实验室工程师团队研究了一种简单的穿骨方法，使用超弹性镍钛诺合金制成的特殊的 2mm 直径的细针（被称为"泰勒缝合器"），研发出了一个精妙的系统，可以快速、安全地修复撕裂的肌腱并将其固定在骨面上。NCS 泰勒缝合器改变了肩袖修补的手术方法，不使用永久金属或高分子材料植入，降低了成本，避免了永久植入物带来的并发症，并最大限度地增强了固定方式。

本书的内容体现了作者希望深化肩袖穿骨修复知识的意愿。为了从多个角度验证这项现代技术的有效性，本书涵盖了所有必要的观点，以对此技术进行严格评价。

从生物学理念出发，本书为外科医师提供了关于现有技术的相关信息（包括技术选择的技巧和主要标准），包含了对每种缝线修补构型相关适应证的讨论，并且深入分析了康复方案。作者还独创性地提出了一个新的分类系统，使本书的内容更加丰富和完善。

相信关节镜下肩袖穿骨修复技术在不久的将来会因本书而变得更加简捷。感谢作者们深入浅出的阐述，以及对肩关节学科的巨大贡献。

斯蒂芬·斯奈德

范奈斯，美国

前言

对于肩关节技术感兴趣的读者来说，《关节镜下肩袖穿骨修复——技巧与陷阱》是一个全面的指南。

肩袖损伤在普通人群中经常发生，发病率为 5%~44% 不等。尽管手术方法不同，但都是应用生物力学理念，通过牢固、无张力的结构，促进腱－骨界面愈合，重建肩袖组织的腱－骨连接。

肩袖穿骨修复被认定为治疗肩袖损伤的金标准。伴随着关节镜技术的进步，文献也大多集中在该课题。本书介绍了这一技术的最前沿知识，并有大量的图片帮助读者快速理解这项手术，明确缝合操作技巧与陷阱。同时，本书也阐述了术后护理、影像学和经济方面的数据，有助于医师对患者进行日常管理。

克劳迪奥·基莱米

拉蒂纳，意大利

目录

肩袖撕裂：发病机制与组织病理学

肩袖是由（冈上肌、冈下肌、小圆肌和肩胛下肌）的 4 根肌腱共同包裹肱骨头组成的复合体（图 1.1）。

在 50 岁以上的人群中，肩袖撕裂是最常见的肩部疼痛和功能障碍的原因（Oliva 等，2016）。肩袖撕裂的患者可能有各种各样的主诉，从完全没有或者仅有轻微不适且不伴有功能障碍，到严重疼痛、乏力和明显的功能障碍（Longo，2011，2017）。大约有 1/3 的无症状肩袖撕裂患者会随着时间的推移而出现症状，如肩关节疼痛和功能障碍（Liem 等，2014；Oliva 等，2016）。鉴于此，很难确定普通人群中肩袖撕裂的实际发病率和实际患病率（Liem 等，2014）。

尸体研究首次报道了肩袖撕裂的患病率，从 8%（部分撕裂）到 11%（全层撕裂）不等（Hijioka 等，1993）。最近有基于影像学检查的研究，报告了不同的结果：超声检查确定无症状肩袖撕裂的总体患病率为 38.9%，有症状的肩袖撕裂的患病率为 41.4%（Reilly 等，2006）。另外，这些比例还会随着患者年龄的增加而上升，70 岁以上的人群患病率可达到 65%。

发病机制

肩袖撕裂的病因尚不明确，一般认为是由多种因素引起的，外在因素和内在因素共同作用是目前最被认可的理论（Chillemi 等，2011）。

外在因素中，最被认可的理论是 Charles Neer 在 1972 年描述的慢性撞击综合征（Neer，1972）：肩袖撞击肩峰下表面和喙肩韧带导致撕裂（图 1.2）。

Bigliani 描述的肩峰形态支持了 Neer 的理论（Bigliani 等，1986）。肩峰根据形态不同被分为三种类型：Ⅰ 型为扁平型（17%）、Ⅱ 型为弯曲型（43%），Ⅲ 型为钩型（40%）（图 1.3）。目前，许多学者认为 Ⅲ 型肩峰是喙肩韧带退行性改变的结果。事实上，在肩袖撕裂时，肱骨头上移（动态不稳），增加了喙肩韧带的拉伸应力，从而在其附着的肩峰前内侧角反应性地形成了骨赘（Uhthoff 等，1988）。

内在因素中，最早的发病机制理论是 Codman 提出的退行性理论（Codman，1934）。他提出通常在肌腱撕裂前其内部已经发生了组织病理学改变，Uhthoff 等提出这种改变也发生在肌腱止点处（即末端病变）（Uhthoff 等，2003）。显然，退行性改变的肌腱对抗应力的能力较弱，因此很容易发生撕裂（退化 – 微损伤理论）（Yadav 等，2009）。

肌腱内血管少、血供不足是肌腱退行性改变的关键原因。组织学上，距离肩袖止点 10~15mm 的部位是一个低血管化区域（Lohr，Uhthoff，1990），其特点是血管直径和数量下降

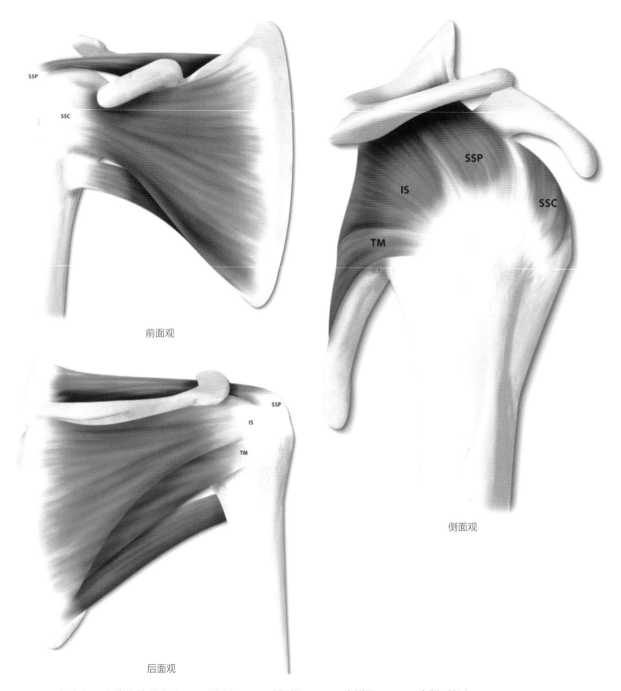

图 1.1　肩袖（RC）附着肱骨头（SSP—冈上肌，IS—冈下肌，TM—小圆肌，SSC—肩胛下肌）

30%（Brooks 等，1992），可能使肌腱容易发生退行性改变。

除了以上变化，有学者还发现随着年龄增加冈上肌细胞凋亡也增加（Yuan 等，2002）。随后，功能性细胞（如成纤维细胞 - 纤维细胞）数量减少，可能会损害胶原代谢，最终导致肌腱变

性，增加撕裂的风险。

肌腱的结构完整性也依赖健康的细胞外基质（ECM）——一种使细胞黏附、迁移和分化的基质（Chiquet，1999）。肌腱细胞外基质的正常代谢是由不同的蛋白介导的，如基质金属蛋白酶（MMPs）（Choi 等，2002）。肌腱发生破裂后，

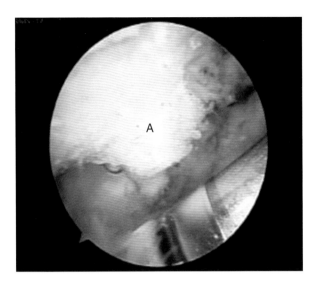

图 1.2 关节镜下观。斜侧卧位，肩峰下间隙，关节镜置于后方入路，肩峰成形术之前的钩状肩峰（A）

MMP-1 表达上调，同时 MMP-2 和 MMP-3 表达下调（Riley 等，2001）。MMPs 活性过强会进行性分解肌腱细胞外基质。正常情况下，内源性基质金属蛋白酶的活性受到内源组织 MMPs 抑制剂（TIMPs）的抑制，MMPs 与 TIMPs 之间的相对平衡与肌腱的生长、形态发生和正常肌腱重塑有关。病变肌腱内的腱细胞中 MMPs 表达增加，TIMP mRNA 表达降低（Castagna 等，2013）。

肩袖撕裂的另一个可能发病机制是肌腱组织内产生了纤维软骨（图 1.4）。其原因可能是肌腱反复受压致氧分压降低，激活了肌腱蛋白 -C 促发的这一过程。另外，软骨的糖胺聚糖可通过抑制血管形成导致组织缺血。无论这是一个自适应过程还是病理改变，显然都涉及基质合成方式

的改变和现有基质结构的重塑。短时间内可能使肌腱更抗压，但从长远来看，抗牵拉力变弱，容易导致肌腱发生撕裂（Gigante，2004）。

组织病理学

肌腱 肌腱由胶原组成，大部分为 Ⅰ 型胶原（图 1.5）[透射电镜（TEM）]，也存在 Ⅱ、Ⅲ、Ⅴ、Ⅵ、Ⅸ 和 Ⅺ 型胶原（Fukuta 等，1998；Ottani 等，2002；Kjaer，2004）和嵌在蛋白聚糖 – 水基质中的弹性蛋白，胶原占干重的 65%~80%，弹性蛋白（图 1.6）占干重的 1%~2%（Kannus，2000）。细胞成分（即腱母细胞和腱细胞，它们是细长的成纤维细胞和纤维细胞）（图 1.7）产生基质，位于胶原纤维和胶原周围的基质（包括蛋白聚糖、糖胺聚糖、结构糖蛋白和其他小分子）之间。无机成分占肌腱干重的 0.2% 以下，其中钙是最丰富的（Weinreb 等，2014）。蛋白聚糖主要与肌腱的黏弹性有关，但对肌腱的抗张强度并无多大贡献（Puxkandl 等，2002；Robinson 等，2004）。胶原纤维的主要作用是对抗张力，也存在一定的可拉伸性（即可逆转的纵向形变）（Benjamin 等，2008）。

肌腱结构是一种复杂的分级结构。胶原分子由多肽链组成，三个多肽链结合在一起，形成了紧密排列的螺旋状原胶原分子。可溶的原胶原分子交联以产生不溶性胶原分子。五个原胶原逐渐聚集成微纤丝，微纤丝聚集在一起形成胶原原纤

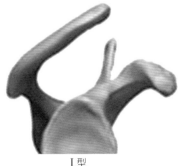

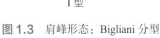

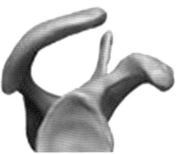

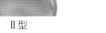

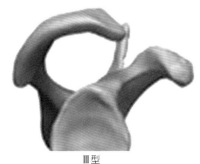

Ⅰ 型　　　　　Ⅱ 型　　　　　Ⅲ 型

图 1.3 肩峰形态：Bigliani 分型

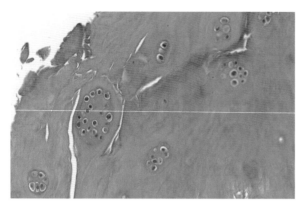

图 1.4　组织病理学：人肩袖撕裂时的肌腱－冈上肌肌腱。许多软骨区域（即软骨化生，在撕裂的肌腱边缘检测到）由圆形细胞组成，周围是无组织的基质。这些软骨样细胞要么聚集在一起，要么随机分散在基质中（HE 染色，原始放大 100×）

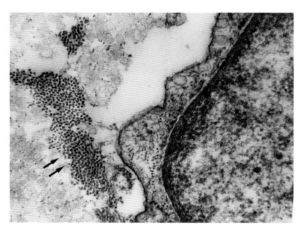

图 1.5　胶原纤维（箭头）（TEM）

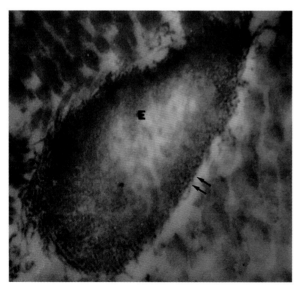

图 1.6　弹性蛋白（TEM）：弹性蛋白的非晶态核心（E）被微纤维（箭头）包围

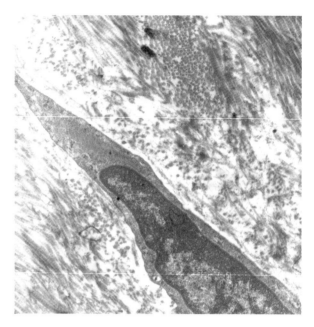

图 1.7　肌腱细胞成分浸入富含胶原的细胞外基质（ECM）中，细胞出现拉长（TEM）

纤维（Benjamin 等，2008）。由许多胶原原纤维组成的胶原纤维，是肌腱的基本单位。由结缔组织构成的细鞘（腱内膜）包住每一束胶原纤维并使纤维结合在一起。不同肌腱之间胶原纤维的数量可能变化很大（Kannus，2000）。每一束胶原纤维形成初级纤维束，一组初级纤维束形成次级纤维束。一组次级纤维束再依次形成第三级纤维束，第三级纤维束构成肌腱。整个肌腱外部被完整的结缔组织鞘（腱外膜）包绕。肌腱纤维和纤维束的空间走行是复杂的。一根胶原纤维的原纤维不仅有纵向的，还有横向和水平的。纵向纤维走行与肌腱主轴平行，且相互交叉，形成螺旋。这种复杂的结构使肌腱能发挥其应有的功能：将肌肉产生的力传递到骨上，从而使关节运动成为可能（Kannus，2000）。

止点　肌腱长入骨的部位（即附着部位，腱－骨结合处）称为止点（图 1.8）。止点是肌腱附着在骨的应力集中区域（Benjamin 等，2008）。

止点根据组织类型分为纤维性和纤维软骨性两大类（Benjamin 和 Ralphs，1998，2001），分别对应于我们熟悉的间接连接与直接连接

（Apostolakos，2014）。纤维性止点主要通过纤维组织直接附着于骨或骨膜上，与肌腱中段结构相似。纤维软骨性止点通过纤维软骨层附着在骨上作为纤维性肌腱组织的过渡（Lu，Thomopoulos，2013；Benjamin，McGonagle，2001；Benjamin 等，2002）。

纤维性止点的特点是在腱－骨界面处有致密纤维结缔组织，这在附着于长骨骨干的肌腱中很常见（Benjamin 等，2002）。这些止点往往出现在较大的骨表面上，其特征是含有穿透性的矿化胶原纤维（Lu，Thomopoulos，2013）。此外，这些止点可以是"骨的"或"骨膜的"，这取决于肌腱是直接长入骨还是骨膜（Benjamin 等，2002）。这种类型的止点也可见于肌肉，如长入肱骨的三角肌和附着在股骨粗线上的大收肌（Lu，Thomopoulos，2013；Angeline，Rodeo，2012）。与纤维软骨性止点相比，纤维性止点较少受到关注，其原因可能是过度使用性损伤在纤维软骨性止点的腱－骨界面中更为常见（如肩袖）。

纤维软骨性止点的特点在于腱－骨界面的纤维软骨，它是骨骺和骨突上的典型结构（Benjamin 等，2002）。这类止点比纤维性止点更常见，更容易因过度使用而损伤，比如肩袖和跟腱（Lu，Thomopoulos，2013；Benjamin 等，2002）。典型的纤维软骨性止点有四个不同的区域，从未钙

化肌腱到钙化骨形成了结构连续的梯度（图 1.9）（Benjamin 等，2002；Lu，Thomopoulos，2013；Apostolakos 等，2014）。这些区域如下。

1. 致密纤维结缔组织：由纯肌腱组成，富含成纤维细胞。该区域的生物力学特性与肌腱中段相似，其主要成分为线性排列的 I 型胶原以及细胞周围基质中的某些 III 型胶原、弹性蛋白和蛋白聚糖（Lu，Thomopoulos，2013 年；Angeline，Rodeo，2012）。

2. 未钙化的纤维软骨层：是无血管区域，含有纤维软骨细胞的无钙化或未矿化纤维软骨，由蛋白聚糖和 I、II 和 III 型胶原组成

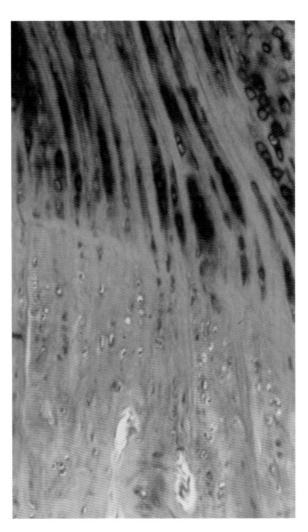

图 1.9　止点：一个典型的附着在四个不同区域的纤维软骨，从肌腱（上）到骨（下）的连续的梯度结构

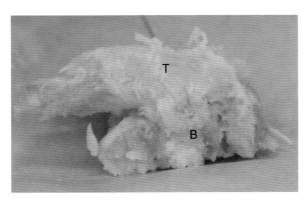

图 1.8　大体观：人肩袖止点。止点是肌腱（T）和骨（B）的附着部位

（Lu，Thomopoulos，2013；Benjamin 等，2002；Angeline，Rodeo，2012）。未钙化的纤维软骨起到了减震器的作用，负责消除肌腱胶原纤维弯曲产生的应力（Benjamin，McGonagle，2001）。支持上述说法的研究，观察到肌腱长入骨处的未钙化纤维软骨数量增加，而且在关节活动过程中纤维长入的角度有很大的差异（Benjamin，Ralphs，1998，2001）。

潮线（Tidemark，暂时性钙化线）是分隔未钙化与钙化纤维软骨区的嗜碱性线（图 1.10）。更准确的描述是软－硬组织的机械边界。潮线相对较直，表明在矿化过程中产生了平坦的表面，具有降低关节活动时软组织的损伤风险的重要临床意义（Angeline，Rodeo，2012）。

3．钙化纤维软骨层：是有纤维软骨细胞存在的钙化或矿化的无血管区，主要由Ⅱ型胶原、聚集蛋白聚糖、Ⅰ型和Ⅹ型胶原组成（Lu，Thomopoulos，2013；Benjamin，McGonagle，2001；Angeline，Rodeo，2012）。这个区域代表了肌腱与骨的真正连接，并与软骨下骨形成边界（Benjamin，Ralphs，2001）。与潮线相反，这种腱－骨的解剖连接是高度不规则的。但这种不规则性在功能上很重要，因为钙化纤维软骨层与骨之间的附着提供了止点的机械完整性（Benjamin，McGonagle，2001）。钙化纤维软

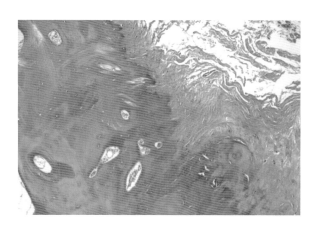

图 1.10　注意临时钙化的嗜碱性线（潮线，Tidemark），它分隔未钙化和钙化的纤维软骨区（HE 染色，5×）。

骨层非常重要，除了缓冲力的传导，保护骨内的血管外，还能阻止骨细胞和腱细胞之间的直接信号传递（Benjamin 等，2002；Benjamin，McGonagle 2009）。

4．骨：由存在于Ⅰ型胶原基质内的破骨细胞、骨细胞和成骨细胞以及碳酸羟基磷灰石矿物质组成（Angeline，Rodeo 2012）。

肌腱病　肌腱病与胶原结构的变性、排列混乱以及黏液、蛋白聚糖、水含量的增加有关（Hodgson 等，2012；Andres，Murrell，2008；de Mos 等，2007；Kannus，Jozsa 1991；Khan 等，1999；Riley 等，1994），骨的含钙量也增加了 10~20 倍（Kannus，2000）。有研究描述了肌腱在过度使用时，其化学和分子层面发生了改变（Andres，Murrell 2008）。还有研究发现随着年龄的增长，肌腱的结构和组成也不断产生变化（Angeline，Rodeo 2012）。

Riley 和 Coll 等人（2001）详细分析了肩袖肌腱的退行性改变，建立了基于肌腱纤维束结构、细胞核和组织玻璃样变程度的分级系统。

另外还有两种不同的量表，一个是最初为跟腱设计的 Movin 量表（Movin，1997），另一个是为髌腱设计的 Bonar 量表（Cook 等，2004），也都被用于评估肩袖肌腱（Longo 等，2008；Maffulli 等，2008）。

Movin 量表中包含的变量有：纤维结构、纤维排列、细胞核形状、细胞分布的区域变异、血管分布、胶原染色度、玻璃样变、糖胺聚糖含量。每个变量的得分在 0~3 分之间，0 分为正常，1 分为轻微异常，2 分为异常，3 分为显著异常。对一个给定的切面，半定量组织学总分在 0 分（正常肌腱）至 24 分（可测得的最严重异常）的范围内。

Bonar 量表中的变量包括：腱细胞、基质、胶原和血管。采用了四分计分系统，其中 0 分表示正常，3 分表示明显异常（表 1.1）。总的来说，对一个给定层面，总分在 0 分（正常肌腱）到 12

分（最严重的异常）之间变化。

Movin 和 Bonar 量表之间有很高的相关性，评价了异常肌腱的相似特征和变量（Maffulli 等，2008），这两种评分系统对玻璃样变的分级和定义稍有区别。在 Movin 系统中玻璃样变被赋予 0~3 分，这在 Bonar 评分中是没有的。因为玻璃样变很少存在（Maffulli 等，2000，2004，2006），并且在肌腱病标本中是可重复性很低的组织病理学标准，所以有人建议将其从评估量表中删除（Maffulli 等，2008）。

Chillemi 与 Coll 观察并详细记录了 84 位肩袖撕裂患者的所有肌腱（图 1.11）和肩峰下囊（图 1.12）的组织病理学特征（Chillemi 等，2011）。此外，本书尝试将这些变化与肌腱的愈合能力联系起来。肌腱破裂的组织病理学表现主要包括结构混乱（即结构有序性丧失）、新生血管生成不良或缺乏、软骨化生和纤维化。所有这些特征在统计学上都与肌腱组织的低愈合能力相关。因此，这些方面可以解释为什么肩袖病变有很高的再撕裂风险。相反，在肩峰下囊中观察到的主要组织病理学特征则是结构无紊乱，有新血管生成，无软骨化生、增生和肥大，无坏死，提

示滑囊组织具有较高的修复能力。

末端病 肌腱止点失去了空间方向性。胶原束撕裂并被肉芽组织隔断，点状钙化区域出现（Uhthoff 等，2003）。组织学改变包括了巨噬细胞介导的纤维软骨破坏、骨内淋巴细胞浸润、肌腱长入处的淋巴细胞减少和巨噬细胞浸润（D'Agostino，Olivieri，2006；McGonagle 等，2002）。

致谢：所有的显微镜照片由医学博士 Claudio Chillemi 和他的导师 Antonio Gigante 教授（波兰大学实验室的医学博士，德尔马奇，安

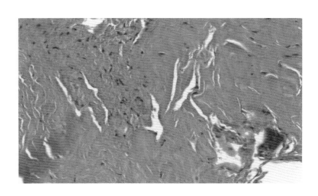

图 1.11 组织病理学：人肩袖撕裂时的肌腱 - 冈上肌肌腱。肌腱断裂的组织病理学发现主要是结构混乱（HE 染色）

表 1.1   Bonar 评分量表

	腱细胞	基质	胶原	血管
0 分	光镜下不明显的细长纺锤形细胞核，细胞质不明显	无基质染色	胶原排列成紧密结合、界限清楚的纤维束，具有光滑、致密、明亮、均匀的极化模式，卷曲正常	纤维束间血管分支不明显
1 分	圆度增加：细胞核变得更像卵圆形，没有明显的细胞质	纤维间见可染色黏蛋白，但纤维束仍是分散的	纤维极化减少：纤维有分离，但纤维束边界仍然存在	偶见 1 簇毛细血管，每 10 个高倍视野中少于 1 簇
2 分	圆度和体积增加：细胞核呈圆形，稍增大，可见少量细胞质	纤维间见可染色黏蛋白，纤维束界限消失	纤维束变化：纤维分离和纤维束边界消失，导致组织整体膨大，正常极化模式明显丢失	每 10 个高倍视野中见 1~2 簇毛细血管
3 分	细胞核圆、大，细胞质丰富，陷窝形成（软骨样改变）	黏蛋白含量丰富，胶原染色不明显	明显的纤维分离，完全丧失正常结构	每 10 个高倍视野见多于 2 簇毛细血管

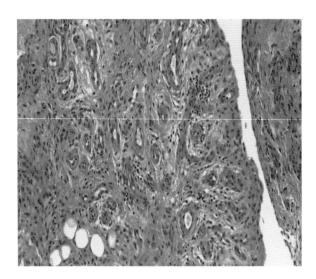

图 1.12 组织病理学：人肩袖撕裂时的肌腱-肩峰下囊。无数的血管（作为生成新生血管的物质）弥漫性分布于囊性组织中（H&E）

科纳，意大利）提供。

特别感谢：意大利安科纳大学的 Sandra Manzotti 女士准备组织切片。

参考文献

Andres BM, Murrell GA. Treatment of tendinopathy: what works, what does not, and what is on the horizon. Clin Orthop. 2008;466(7):1539–54.

Angeline ME, Rodeo SA. Biologics in the management of rotator cuff surgery. Clin Sports Med. 2012;31(4):645–63.

Apostolakos J, Durant TJ, Dwyer CR, Russell RP, Weinreb JH, Alaee F, Beitzel K, McCarthy MB, Cote MP, Mazzocca AD. The enthesis: a review of the tendon-to-bone insertion. Muscles Ligaments Tendons J. 2014;4(3):333–42.

Benjamin M, McGonagle D. The anatomical basis for disease localisation in seronegative spondyloarthropathy at entheses and related sites. J Anat. 2001;199:503–26.

Benjamin M, McGonagle D. Entheses: tendon and ligament attachment sites. Scand J Med Sci Sports. 2009;19(4):520–7.

Benjamin M, Ralphs JR. Fibrocartilage in tendons and ligaments—an adaptation to compressive load. J Anat. 1998;193:481–94.

Benjamin M, Ralphs JR. Entheses—the bony attachments of tendons and ligaments. Ital J Anat Embryol. 2001;106(2 Suppl 1):151–7.

Benjamin M, Kumai T, Milz S, Boszczyk BM, Boszczyk AA, Ralphs JR. The skeletal attachment of tendons—tendon "entheses". Comp Biochem Physiol A Mol Integr Physiol. 2002;133(4):931–45.

Benjamin M, Kaiser E, Milz S. Structure-function relationships in tendons: a review. J Anat. 2008;212(3):211–28.

Bigliani LU, Morris DS, April EW. The morphology of the acromion and its relationship to rotator cuff tears. Orthop Trans. 1986;10:216.

Brooks CH, Revell WJ, Heatley FW. A quantitative histological study of the vascularity of the rotator cuff tendon. J Bone Joint Surg Br. 1992;74:151–3.

Castagna A, Cesari E, Garofalo R, Gigante A, Conti M, Markopoulos N, Maffulli N. Matrix metalloproteases and their inhibitors are altered in torn rotator cuff tendons, but also in the macroscopically and histologically intact portion of those tendons. Muscles Ligaments Tendons J. 2013;3(3):132–8.

Chillemi C, Petrozza V, Garro L, Sardella B, Diotallevi R, Ferrara A, Gigante A, Di Cristofano C, Castagna A, Della Rocca C. Rotator cuff re-tear or nonhealing: histopathological aspects and predictive factors. Knee Surg Sports Traumatol Arthrosc. 2011;19(9):1588–96.

Chiquet M. Regulation of extracellular matrix gene expression by mechanical stress. Matrix Biol. 1999;18:417–26.

Choi HR, Kondo S, Hirose K, et al. Expression and enzymatic activity of MMP-2 during healing process of the acute suprasupinatus tendon tear in rabbits. J Orthop Res. 2002;20:927–33.

Codman EA. The shoulder. Boston: Thomas Todd; 1934. Rupture of the supraspinatus tendon; pp. 123–77.

Cook J, Feller J, Bonar S, Khan K. Abnormal tenocyte morphology is more prevalent than collagen disruption in asymptomatic athletes' patellar tendons. J Orthop Res. 2004;22:334–8.

D'Agostino MA, Olivieri I. Enthesitis. Best Pract Res Clin Rheumatol. 2006;20(3):473–86.

Fukuta S, Oyama M, Kavalkovich K, Fu FH, Niyibizi C. Identification of types II, IX and X collagens at the insertion site of the bovine achilles tendon. Matrix Biol. 1998;17:65–73.

Gigante A, Marinelli M, Chillemi C, Greco F. Fibrous cartilage in the rotator cuff: a pathogenetic mechanism of tendon tear? J Shoulder Elbow Surg. 2004;13(3):328–32.

Hijioka A, Suzuki K, Nakamura T, Hojo T. Degenerative change and rotator cuff tears: an anatomical study in 160 shoulders of 80 cadavers. Arch Orthop Trauma Surg. 1993;112(2):61–4.

Hodgson R, O'Connor P, Grainger A. Tendon and ligament imaging. Br J Radiol. 2012;85(1016):1157–72.

Kannus P. Structure of the tendon connective tissue. Scand J Med Sci Sports. 2000;10(6):312–20.

Kannus P, Jozsa L. Histopathological changes preceding

spontaneous rupture of a tendon. A controlled study of 891 patients. J Bone Joint Surg Am. 1991;73(10): 1507–25.

Khan KM, Cook JL, Bonar F, Harcourt P, Astrom M. Histopathology of common tendinopathies. Sports Med. 1999;27(6):393–408.

Kjaer M. Role of extracellular matrix in adaptation of tendon and skeletal muscle to mechanical loading. Physiol Rev. 2004;84:649–98.

Liem D, Buschmann VE, Schmidt C, Gosheger G, Vogler T, Schulte TL, Balke M. The prevalence of rotator cuff tears: is the contralateral shoulder at risk? Am J Sports Med. 2014;42(4):826–30.

Lohr JF, Uhthoff HK. The microvascular pattern of the supraspinatus tendon. Clin Orthop. 1990; (254):35–8.

Longo UG, Franceschi F, Ruzzini L, Rabitti C, Morini S, Maffulli N, Denaro V. Histopathology of the supraspinatus tendon in rotator cuff tears. Am J Sports Med. 2008;36:533–8.

Longo UG, Vasta S, Maffulli N, Denaro V. Scoring systems for the functional assessment of patients with rotator cuff pathology. Sports Med Arthrosc Rev. 2011;19(3):310–20.

Longo UG, Salvatore G, Rizzello G, Berton A, Ciuffreda M, Candela V, Denaro V. The burden of rotator cuff surgery in Italy: a nationwide registry study. Arch Orthop Trauma Surg. 2017;137(2):217–24.

Lu HH, Thomopoulos S. Functional attachment of soft tissues to bone: development, healing, and tissue engineering. Annu Rev Biomed Eng. 2013;15:201–26.

Maffulli N, Barrass V, Ewen SW. Light microscopic histology of achilles tendon ruptures. A comparison with unruptured tendons. Am J Sports Med. 2000;28:857–63.

Maffulli N, Testa V, Capasso G, Ewen SW, Sullo A, Benazzo F, King JB. Similar histopathological picture in males with Achilles and patellar tendinopathy. Med Sci Sports Exerc. 2004;36:1470–5.

Maffulli N, Reaper J, Ewen SW, Waterston SW, Barrass V. Chondral metaplasia in calcific insertional tendinopathy of the Achilles tendon. Clin J Sport Med. 2006;16: 329–34.

Maffulli N, Longo UG, Franceschi F, Rabitti C, Denaro V. Movin and Bonar scores assess the same characteristics of tendon histology. Clin Orthop Relat Res. 2008;466(7):1605–11.

McGonagle D, Marzo-Ortega H, O'Connor P, et al. Histological assessment of the early enthesitis lesion in spondyloarthropathy. Ann Rheum Dis. 2002;61(6):534–7.

de Mos M, van El B, DeGroot J, et al. Achilles tendinosis changes in biochemical composition and collagen turnover rate. Am J Sports Med. 2007;35(9): 1549–56.

Movin T, Gad A, Reinholt F, Rolf C. Tendon pathology in long-standing achillodynia. Biopsy findings in 40 patients. Acta Orthop Scand. 1997;68:170–5.

Neer CS 2nd. Anterior acromioplasty for the chronic impingement syndrome in the shoulder: a preliminary report. J Bone Joint Surg Am. 1972;5:441–50.

Oliva F, Piccirilli E, Bossa M, Via AG, Colombo A, Chillemi C, et al. I.S.Mu.L.T—Rotator cuff tears guidelines. Muscles Ligaments Tendons J. 2016;5(4):227–63.

Ottani V, Martini D, Franchi M, Ruggeri A, Raspanti M. Hierarchical structures in fibrillar collagens. Micron. 2002;33:587–96.

Puxkandl R, Zizak I, Paris O, Keckes J, Tesch W, Bernstorff S, Purslow P, Fratzl P. Viscoelastic properties of collagen: synchrotron radiation investigations and structural model. Philos Trans R Soc Lond B Biol Sci. 2002;357(1418): 191–7.

Reilly P, Macleod I, Macfarlane R, Windley J, Emery RJH. Dead men and radiologists don't lie: a review of cadaveric and radiological studies of rotator cuff tear prevalence. Ann R Coll Surg Engl. 2006;88(2):116–21.

Riley G, Harrall R, Constant C, Chard M, Cawston T, Hazleman B. Glycosaminoglycans of human rotator cuff tendons: changes with age and in chronic rotator cuff tendinitis. Ann Rheum Dis. 1994; 53(6):367–76.

Riley GP, Goddard MJ, Hazleman BL. Histopathological assessment and pathological significance of matrix degeneration in supraspinatus tendons. Rheumatology (Oxford). 2001;40(2):229–30.

Robinson PS, Lin TW, Jawad AF, Iozzo RV, Soslowsky LJ. Investigating tendon fascicle structure-function relationships in a transgenic-age mouse model using multiple regression models. Ann Biomed Eng. 2004;32(7):924–31.

Uhthoff HK, Hammond I, Sarkar K, Hooper GJ, Papoff WJ. The role of the coracoacromial ligament in the impingement syndrome. A clinical, radiological and histological study. Int Orthop. 1988;12:1297–304.

Uhthoff HK, Guy T, Ko H. Relevance of pathology and basic research to the surgeon treating rotator cuff disease. J Orthop Sci. 2003;8:449–56.

Weinreb JH, Sheth C, Apostolakos J, McCarthy MB, Barden B, Cote MP, Mazzocca AD. Tendon structure, disease, and imaging. Muscles Ligaments Tendons J. 2014;4(1):66–73.

Yadav H, Nho S, Romeo A, MacGillivray JD. Rotator cuff tears: pathology and repair. Knee Surg Sports Traumatol Arthrosc. 2009;17:409.

Yuan J, Murrell GA, Wei AQ, Wang MX. Apoptosis in rotator cuff tendinopathy. J Orthop Res. 2002; 20:1372–9.

肩袖撕裂的关节镜下分型

2

Ernest Amory Codman 医师在 1933 年首先对肩袖撕裂提出了有效的分型方法，并且通过该分型方法，进一步制定了治疗方案（Codman，DePalma，1984）。显然，找到可靠的对肩袖撕裂进行分型的方法是非常重要的，通过定义撕裂的形状、大小和所累及的肌腱数量，能更好地理解肩袖撕裂的病理进展过程，并指导临床治疗（Millett，Warth，2014）。

一般情况下，肩袖撕裂的分型应遵循以下几个原则：①分型方法应通过初步临床验证，如果可能，应该是已被临床验证可靠的方法且易于医生使用；②分型应能反映撕裂的位置和解剖结构，帮助所有外科医生准确理解其特征；③分型应有助于指导每个特定病例的治疗；④还应具有临床结果预测价值，既可以指导医生，也可以协助患者对术后效果进行预期；⑤分型应能使术者能够获取数据，并与同行交流不同治疗方法取得的临床和功能结果（Gumina，Borroni，2017）。很显然，对病变的精确分型描述有助于外科医师正确处理肩袖撕裂（Oliva 等，2016）。

在可获得的文献中，很多肩袖撕裂的分型方法已经被应用（Kuhn 等，2007），这些分型方法考虑了病变的形态、结构和损伤范围。一般认为正常肩袖肌腱的平均厚度为 10~12mm，撕裂可累及部分或全层肌腱。

部分撕裂（不完全撕裂）

Ellman 肩袖部分撕裂分型（Ellman，1990）反映了撕裂涉及哪个表面（图 2.1），并根据深度对撕裂程度进行分级（表 2.1）。可以在关节镜下用 3mm 弯头探针（图 2.2）或已知直径的刨削器测量撕裂的大小，这样就可以容易地获得撕裂的面积（mm^2）（即撕裂的宽度 × 最大回缩距离）。

根据 Snyder 分型（Snyder，2002），将部分撕裂分为 2 个类型：关节侧（A）和滑膜囊侧（B），并进一步分为 5 个亚型（表 2.2）。

本书建议：对微小撕裂（0、Ⅰ和Ⅱ度损伤）仅进行清创和（或）肩峰成形术即可，不需其他特殊治疗；而对于复杂撕裂（Ⅲ、Ⅳ度损伤）需要穿腱修补或在镜下将其转变为全层撕裂后再进一步修补，例如冈上肌腱关节侧撕裂（PASTA）。

因上述两种分型方法未包含冠状面和矢状面上的病损深度，Habermeyer 和 Coll 在 2008 年提出了新的肩袖关节侧撕裂的分型方法（图 2.3，表 2.3）（Habermeyer 等，2008）。

全层撕裂（完全撕裂）

肩袖全层撕裂是指肌腱撕裂从关节侧延伸至滑囊侧，导致盂肱关节腔和肩峰下间隙相通，

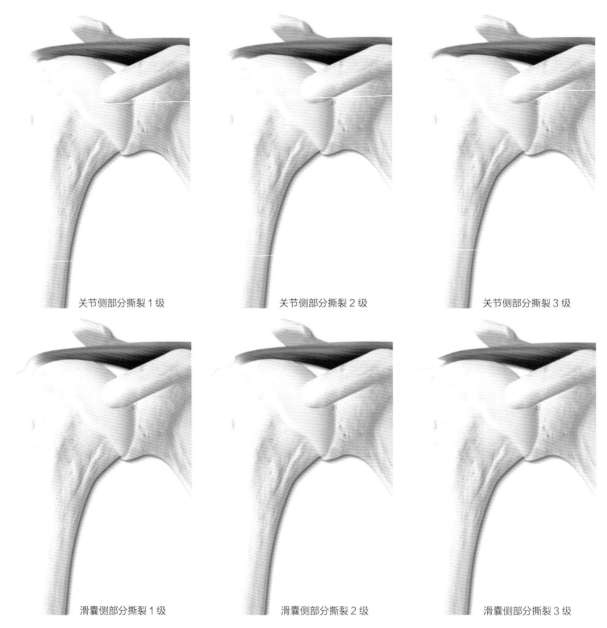

| 关节侧部分撕裂 1 级 | 关节侧部分撕裂 2 级 | 关节侧部分撕裂 3 级 |
| 滑囊侧部分撕裂 1 级 | 滑囊侧部分撕裂 2 级 | 滑囊侧部分撕裂 3 级 |

图 2.1　肩袖部分撕裂。Ellman 分型标明了哪一侧受累（关节侧或滑囊侧），并根据深度对撕裂程度进行分级

表 2.1　肩袖部分撕裂：ELLman 分型

	Ellman 分型
1 级	撕裂深度 <3mm（肩袖上表面的肌腱纤维的破坏）
2 级	撕裂深度 3~6mm（深度不超过肌腱厚度的一半）
3 级	撕裂深度 >6mm（肌腱的连续性下降）

注：Ellman 分型根据撕裂深度进行分级，并标明了受累侧（关节侧或滑囊侧）。

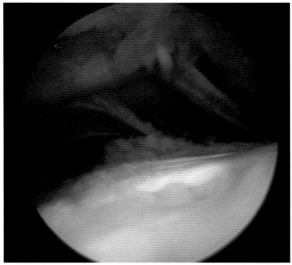

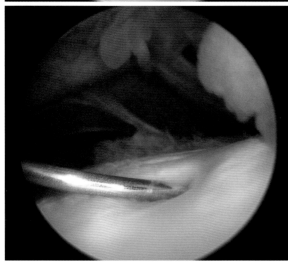

图 2.2　肩袖肌腱撕裂。关节镜下后方视角，侧卧位，肩峰下间隙，用 3mm 弯头探针检查和测量撕裂的大小

表 2.2　肩袖部分撕裂：Snyder 分型

		部分撕裂：Snyder 分型
		关节侧（A）和滑膜囊侧（B）损伤
微小撕裂	0	正常肩伴滑膜炎和（或）滑囊炎
	Ⅰ	轻微的炎症（一个小的局部区域表面刺激或磨损，通常小于 1cm），没有肌腱受损
	Ⅱ	轻微退行性改变（肌腱磨损，通常小于 2cm），无皮瓣
复杂撕裂	Ⅲ	肌腱的退化（磨损和断裂），经常涉及整个表面，通常小于 3cm
	Ⅳ	广泛的撕裂，肌腱严重退化（磨损和断裂），通常有一个相当大的涉及两根肌腱的皮瓣

1. 新月形撕裂　前后向裂口宽，肌腱回缩小（图 2.5）。

2. 反 L 形或 L 形撕裂　一部分肌腱从肱骨头上撕裂，然后延伸到肌腱内侧呈 L 形或反 L 形。内 – 外侧撕裂通常发生在肩胛下肌和冈上肌之间的肩袖间隙或冈上肌和冈下肌之间的间隙。

3. 不规则四边形撕裂　裂口像一个不规则四边形。

4. 巨大撕裂　裂口比前三种更大，不可修复。

Davidson 和 Burkhart（2010）提出肩袖撕裂的**几何形状分型**（图 2.6），分为 4 型，并且评估了撕裂的长度（从内侧到外侧）和宽度（从前方到后方），增加了修复撕裂的可能性。

Ⅰ型："新月形撕裂"，是一个短而宽的病变，长度小于宽度，易于修复。

Ⅱ型：U 形或 L 形撕裂，相对狭长，长度大于宽度，这类撕裂可以从前向后移动，可通过"边 – 边"缝合来辅助修复。

Ⅲ型：巨大撕裂伴回缩，这种撕裂的长度过

两个解剖空间内的液体可以相互流通（图 2.4）。

除了位于关节侧（A）和滑膜囊侧（B）的肩袖部分撕裂，Snyder 分型（Snyder，2002）还包括肩袖全层撕裂（C），并根据撕裂程度分为 4 个亚型，从Ⅰ型到Ⅳ型，撕裂的面积及复杂性逐渐增加（表 2.4）。此外，Snyder 分型还提供了损伤是否具有可修复性的信息。

Ellman 和 Gartsman（1993）根据撕裂的三维特性将肩袖全层撕裂分为以下 4 型：

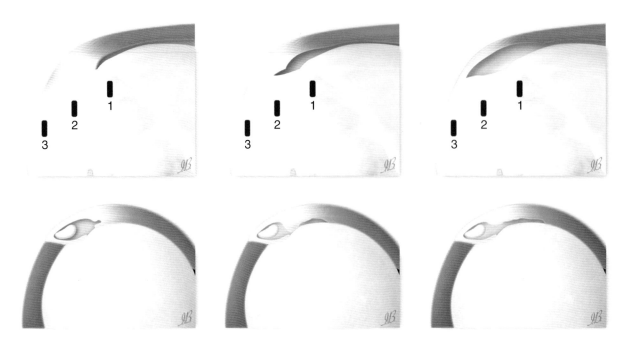

图 2.3　肩袖部分撕裂。Habermeyer 和 Coll 提出新的分型方法

表 2.3　肩袖部分撕裂：Habermeyer 分型

部分撕裂：Habermeyer 分型（冠状面）	
1 型	从软骨到骨的过渡区的小撕裂
2 型	撕裂延伸到足印区中心
3 型	撕裂扩大到肱骨大结节
部分撕裂：Habermayer 分型（矢状面）	
A 型	喙肱韧带撕裂到冈上肌肌腱内缘
B 型	"新月区"内的孤立撕裂
C 型	撕裂从滑轮系统外侧边界跨过冈上肌肌腱内侧边界直至"新月区"

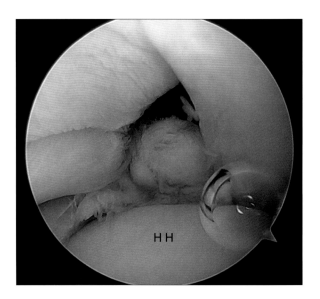

图 2.4　肩袖肌腱撕裂。关节镜下后方视角，侧卧位下的盂肱关节腔。全层撕裂的范围是从关节侧到滑囊侧，像这样盂肱关节腔和肩峰下间隙相通，导致这 2 个解剖空间内的液体可以相互流通（HH—肱骨头）

表 2.4　肩袖肌腱撕裂：Snyder 分型

完全撕裂：Snyder 分型
C1　小而完整的撕裂，如穿刺伤口（<1cm） 　　　必须用探钩来确定肩峰下间隙和盂肱关节之间 　　　是否直接相通
C2　中度撕裂（通常 <2cm），只包括 1 个肩袖肌腱 　　　（冈上肌肌腱）撕裂，没有撕裂末端回缩 　　　撕裂呈新月形，肌腱修复容易
C3　大的、完全的撕裂（通常 3~4cm）涉及 2 根肌 　　　腱，撕裂边缘的回缩小；撕裂可沿长轴纵向 　　　延伸，呈 L 形或 V 形 　　　可修复：建议进行边对边缝合，同时关节囊松 　　　解，以恢复残端肌腱的移动度
C4　巨大肩袖撕裂涉及 2 个或多个肩袖肌腱，通常 　　　与残余肌腱末端的回缩、瘢痕以及相应肌肉 　　　的脂肪浸润有关 　　　部分修复：关节囊松解和（或）单侧或双侧肌 　　　腱的"滑移松解" 　　　（或无法修复→无法直接修复）

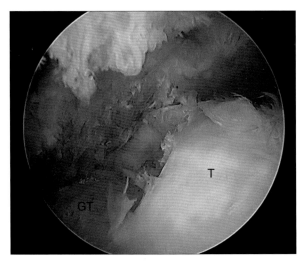

图 2.5　肩袖肌腱撕裂。关节镜下后方视角，侧卧位下的肩峰下间隙。裂口的前后向宽，回缩小。根据 Ellman 和 Gartsman 分型，这是一个新月形的撕裂（GT—大结节；T—肌腱）

长，导致难以将肩袖拉回大结节处，宽度过宽，导致进行无法边对边缝合，只可部分修复。

Ⅳ型：Ⅲ型撕裂合并盂肱关节病。肱骨头上移（上方静态不稳定），肩峰下间隙变窄直至肱骨与肩峰前下缘直接接触，不可修复。

最近，国际关节镜 – 膝关节外科 – 骨科运动医学学会（ISAKOS）上肢和关节镜委员会提出了一种新的分型方法，将目前所使用的方法中的重要因素整合到一个易于记忆的评估系统中，以便外科医师对肩袖撕裂进行更好的分型。这种分型包括撕裂的 5 个基本特征"PEARL"，即形状（P）、范围（E）、脂肪萎缩（A）、回缩（R）和位置（L）（表 2.5）。

形状

Davidson 和 Burkhart（2010）所描述的三维几何形状分型方法，似乎能更好地帮助骨科医师相互交流冈上肌、冈下肌和小圆肌的撕裂类型，并为各种撕裂类型的治疗和预后提供重要指导。

对于肩袖部分撕裂，Ellman（1990）提出的分型方法包含了撕裂的位置（关节侧、滑膜囊侧和肌腱内）和厚度等信息。

范围

对于后上方的肩袖全层撕裂，ISAKOS 小组建议遵循 Snyder（2002）提出的分型方法，该方法涵盖了撕裂的大小、累及肌腱的数量、肌腱断端回缩和瘢痕化程度等信息。肩袖部分撕裂中，超过肌腱厚度 50% 的撕裂对肌腱完整性影响很大，建议将受累肌腱损伤程度分为超过和小于肌腱厚度 50% 两种情况。

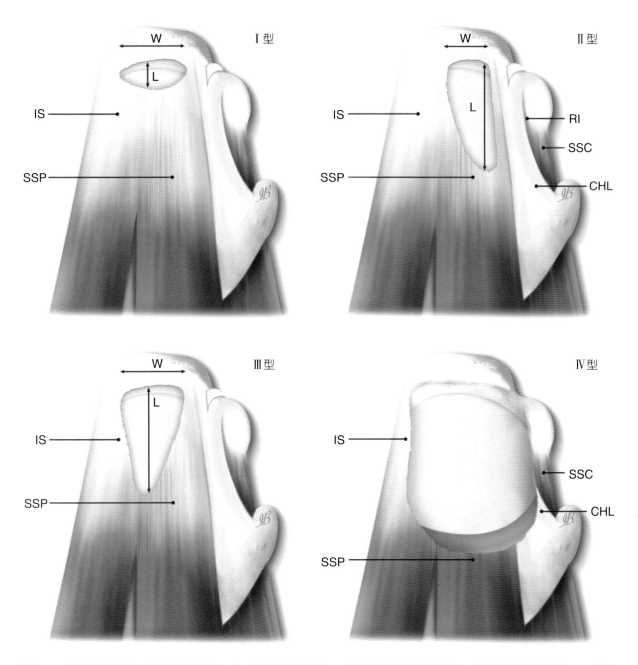

图 2.6 肩袖撕裂的几何形状分型。分为 4 型，评估撕裂的长度 L（从内侧到外侧）和宽度 W（从前方到后方）（SSP—冈上肌；IS—冈下肌；SSC—肩胛下肌；CHL—喙肱韧带；RI—肩袖间隙）

表 2.5　肩袖撕裂：ISAKOS 分型

位置（L）	范围（E）	形状（P）	脂肪萎缩（A）		回缩（R）
部分撕裂 后上	>50% <50%	A（关节侧） B（滑囊侧） I（层裂）	SS 0 SS 1 SS 2	IS 0 IS 1 IS 2	
全层撕裂 后上	C1 C2 C3 C4（巨大）	C U L rL	SS 3 SS 4	IS 3 IS 4	1 2 3
前侧	1 2 3 4 5		SSC 0 SSC 1 SSC 2 SSC 3 SSC 4		

脂肪萎缩

Goutallier 等（1994）首先描述了一种基于 CT 图像中肌腹内脂肪条纹情况对冈上肌脂肪萎缩进行分型的方法（表 2.6），后来 Fuchs 等通过 MRI 图像（图 2.7）验证了这一分型方法（Fuchs 等，1999）。该分型方法将肌肉脂肪浸润（图 2.8）程度分为 5 型，可应用于所有的肩袖肌群。

回缩

肌腱回缩是肩袖撕裂的常见现象，临床结局与回缩程度有关。目前最常用的是 Patte（1990）根据在影像学上冈上肌腱冠状面的回缩程度提出的分阶段分型：第 1 阶段，微小回缩的撕裂；第

表 2.6　肌肉脂肪浸润的 Goutallier 分型

0 级	正常肌肉
1 级	仅有一些脂肪条纹
2 级	肌肉脂肪浸润小于 50%，即肌肉比脂肪多
3 级	肌肉脂肪浸润为 50%，即肌肉和脂肪同样多
4 级	肌肉脂肪浸润超过 50%，即脂肪多于肌肉

2 阶段，回缩至肱骨头足印区内侧但未至关节盂的撕裂；第 3 阶段，回缩至关节盂的撕裂（图 2.9）。

此外，建议在关节镜下测试肌腱的回缩程度（图 2.10），以决定如何做软组织松解和滑移，并帮助预测修复的效果。

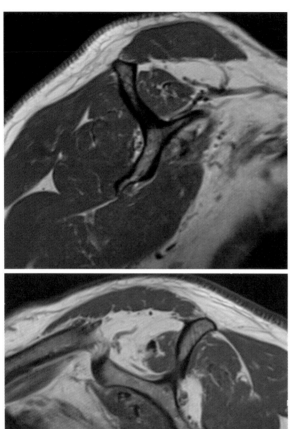

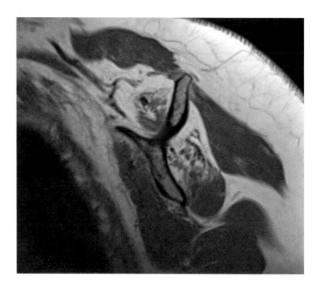

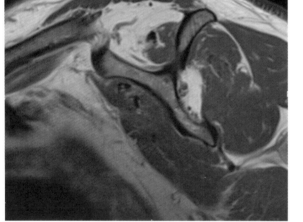

图 2.7　肩关节 MRI 片（冠状面）。冈上肌腱脂肪浸润的 Goutallier 分型（基于肌腹内脂肪条纹）

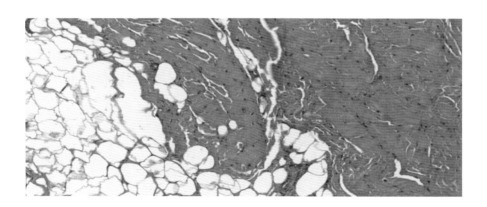

图 2.8　组织病理学片。人肩袖撕裂肌腱 – 冈上肌，脂肪浸润（HE 染色）

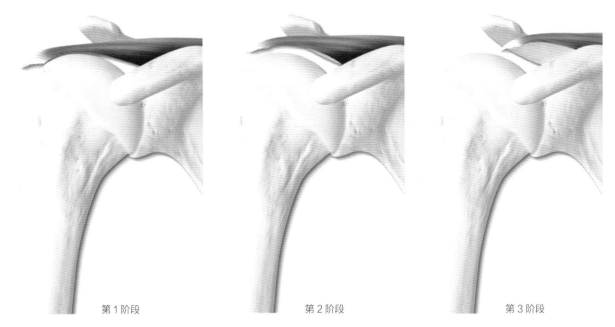

第1阶段   第2阶段   第3阶段

图2.9 肩袖撕裂的 Patte 分型。第 1 阶段：回缩小，断端仍接近附着点。第 2 阶段：断端回缩至肱骨头足印区内侧但未至关节盂。第 3 阶段：断端回缩至关节盂水平

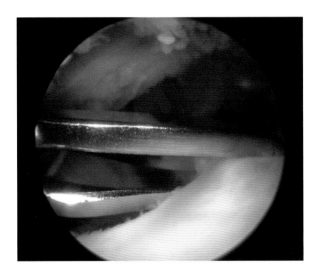
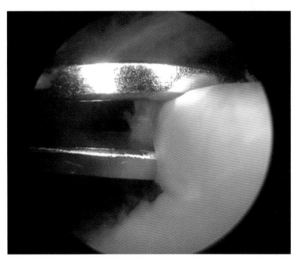

图2.10 肩袖肌腱撕裂（关节镜下后方视角，侧卧位，肩峰下间隙）。术者使用专用器械（抓钳）测试肌腱的回缩程度

位置

肩袖撕裂的解剖位置可以用来区分后上方撕裂和前方撕裂，前者包括冈上肌、冈下肌和小圆肌，后者包括肩胛下肌。

前方肩袖撕裂的分型

Lafosse 等（2007）根据关节镜下观察到的撕裂类型和大小，提出了肩胛下肌腱撕裂的分型（图 2.11，图 2.12），分为 5 型（表 2.7），此外，还指出了手术修补的入路。

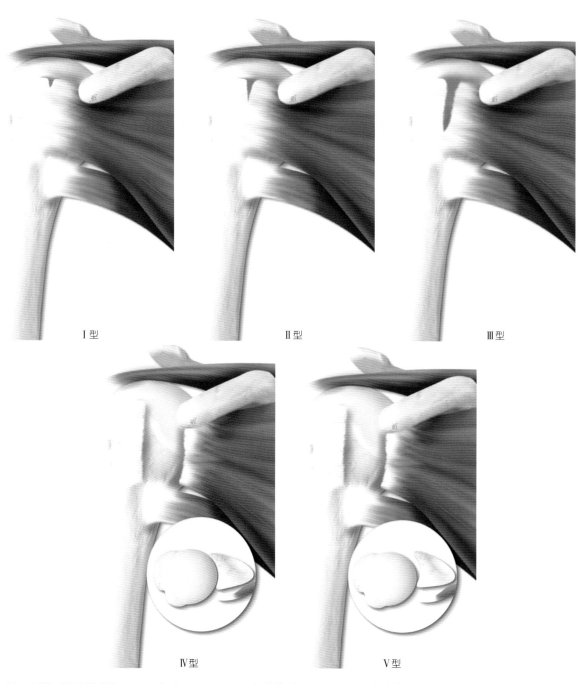

图 2.11 肩胛下肌腱撕裂的 Lafosse 分型。Ⅰ型：上 1/3 部分撕裂。Ⅱ型：上 1/3 完全撕裂。Ⅲ型：上 2/3 完全撕裂。Ⅳ型：肌腱完全撕裂但肱骨头位置正常。脂肪浸润在 Goutallier 3 级以下。Ⅴ型：肌腱完全撕裂，肱骨头前移，有喙突撞击。脂肪浸润在 Goutallier 3 级以上

表 2.7 肩袖（肩胛下肌）撕裂分型

Ⅰ型	肌腱上 1/3 的简单磨损，无肌腱附着区撕脱
Ⅱ型	肌腱附着区上 1/3 撕裂
Ⅲ型	除肌腱附着区下 1/3 外的撕裂，有限的肌腱回缩
Ⅳ型	肌腱附着区全部从小结节撕脱，肱骨头中心在位，CT 平扫没有发现内旋位的喙突撞击
Ⅴ型	肌腱全部撕脱，肱骨头前上移位，喙突撞击，伴有脂肪浸润

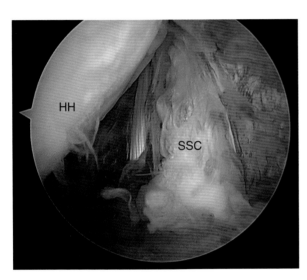

图 2.12 肩袖肌腱撕裂（关节镜下后方视角，侧卧位，盂肱关节腔）。肩胛下肌腱撕裂，并伴有退行性病变表现（HH—肱骨头，SSC—肩胛下肌腱）

参考文献

Codman EA, DePalma AF. Operative treatment of shoulder lesions, in the shoulder: rupture of the supraspinatus tendon and other lesions in or about the subacromial Bursa. Boston: Krieger Publishing Company; 1984. p. 225–6.

Davidson JF, Burkhart SS. The geometric classification of rotator cuff tears: a system linking tear pattern to treatment and prognosis. Arthroscopy. 2010;26(3):417–24.

Ellman H. Diagnosis and treatment of incomplete rotator cuff tears. Clin Orthop Relat Res. 1990;254:64–74.

Ellman H, Gartsman G. Open repair of full thickness RCT. Philadelphia: Lea and Febiger; 1993. p. 181–202.

Fuchs B, Weishaupt D, Zanetti M, Hodler J, Gerber C. Fatty degeneration of the muscles of the rotator cuff: assessment by computed tomography versus magnetic resonance imaging. J Shoulder Elb Surg. 1999;8:599–605.

Goutallier D, Postel JM, Bernageau J, Lavau L, Voisin MC. Fatty muscle degeneration in cuff ruptures: preand postoperative evaluation by CT scan. Clin Orthop Relat Res. 1994;304:78–83.

Gumina S, Borroni M. Classifications of the rotator cuff tears. In: Gumina S, editor. Rotator cuff tear. Pathogenesis, evaluation and treatment. New York: Springer; 2017. p. 123–31.

Habermeyer P, Krieter C, Tang K, Lichtenberg S, Magosch P. A new arthroscopic classification of articular-sided supraspinatus footprint lesions: a prospective comparison with Snyder's and Ellman's classification. J Shoulder Elb Surg. 2008;17:909–13.

Kuhn JE, Dunn WR, Ma B, et al. Interobserver agreement in the classification of rotator cuff tears. Am J Sports Med. 2007;35:437–44.

Lafosse L, Jost B, Reiland Y, Audebert S, Toussaint B, Gobezie R. Structural integrity and clinical outcomes after arthroscopic repair of isolated subscapularis tears. J Bone Joint Surg Am. 2007;89(6):1184–93.

Millett PJ, Warth RJ. Posterosuperior rotator cuff tears: classification, pattern recognition, and treatment. J Am Acad Orthop Surg. 2014;22(8):521–34.

Oliva F, Piccirilli E, Bossa M, Via AG, Colombo A, Chillemi C, Gasparre G, Pellicciari L, Franceschetti E, Rugiero C, Scialdoni A, Vittadini F, Brancaccio P, Creta D, Buono AD, Garofalo R, Franceschi F, Frizziero A, Mahmoud A, Merolla G, Nicoletti S, Spoliti M, Osti L, Padulo J, Portinaro N, Tajana G, Castagna A, Foti C, Masiero S, Porcellini G, Tarantino U, Maffulli N. I.S.Mu.L.T—rotator cuff tears guidelines. Muscles Ligaments Tendons J. 2016;5(4):227–63.

Patte D. Classification of rotator cuff lesions. Clin Orthop Relat Res. 1990;254:81–6.

Snyder SJ. Arthroscopic classification of rotator cuff lesions and surgical decision making. In: Shoulder arthroscopy. Philadelphia: Lippincott William & Wilkins; 2002. p. 201–2.

肩袖撕裂：影像学检查 **3**

背景

肩关节疼痛是一个复杂的疾病，与急性或慢性生物力学刺激引发的肩袖撕裂（RCT）及其造成的解剖结构改变有关。经验丰富的临床医师通常可以不依赖影像资料对肩袖撕裂做出诊断，但确定手术方案所需的各项参数仍要通过磁共振成像（MRI）获得（Sherman，1997）。

MRI 结果可能有助于评估手术禁忌证，放射科医师应特别注意是否提示存在神经病变、三角肌病变（如萎缩）或肌腱回缩的影像改变，这些问题可能会影响肩关节功能的恢复。MRI 报告应该基于影像改变所对应的临床意义，不仅要考虑功能解剖学和肩袖修复后的可能解剖形态，还需要分型并描述影像变化，帮助骨科医师选择修复方法（Goutallier 等，2003）。因此，必须更多地从生物力学角度来解释 MRI 图像的形态学表现。尽管该方法得到了普遍认可，但目前还没有一个真正的 RCT 的磁共振分型。在过去的几年里，为了避免医师（例如放射科医师和骨科医师）交流时混淆，一些 RCT 的关节镜下分型被应用到 MRI 中。

Snyder 的 RCT 关节镜下分型可以很好地应用于 MRI 分型，这一分型法根据损伤深度（滑囊侧部分损伤/关节侧部分损伤/全层损伤）、损伤范围和受累肌腱数量评估 MRI 图像上的 RCT

表现（Snyder，2003；Millstein，Snyder，2003）。

磁共振序列技术

RCT 的成像可以在没有造影剂（非关节造影）的情况下进行，也可以在关节内直接注射造影剂（直接关节造影 MRI）或使用间接 EV 造影剂（间接关节造影 MRI）的情况下进行。因为传统的非关节造影 MRI 对肩袖部分撕裂的敏感性较低，所以是否选择该技术应考虑相关临床因素，且低场强开放式磁共振线圈较低的空间分辨率是其致命的缺陷。场强、梯度、序列和线圈的改进可以提高无造影剂 MRI 的准确性。MRI 检查可被认为是检查无肩关节不稳患者的金标准（首选直接磁共振关节造影）（Magee，Williams，2006；Dinnes 等，2003；Foad，Wijdicks，2012）。肩关节磁共振的识读通常基于 T1 加权、抑制脂肪的质子密度加权和 T2 加权序列。据报道，额外进行外展外旋（ABER）位肩关节成像可以提高疾病诊断的灵敏度，但一些厂商的磁共振线圈结构限制了检查体位。

最近的研究证明了 3D 序列磁共振在评估肩关节损伤，尤其盂唇损伤中的有效性（Lee 等，2014；Choo 等，2012）。在本书作者医院，肩关节术后常规使用 3D 序列复查，这一技术可以减少扫描时间、减少层厚，并可能获得多个层面的处理图像，这些层面可以沿肩盂轴线排列，也可以沿肌腱所在平面排列。这种方法可用于肩关节的术前评估，同时高场强线圈的使用可以替代造影剂（直接或间接）的作用。

肩袖撕裂的磁共振成像

肩关节磁共振检查可提供肩袖撕裂深度、厚度、尺寸和形状的信息，以及喙肩弓和喙肱关节间隙、肌腱回缩、其他肌腱或关节结构的累及，可能影响手术成败的肌肉萎缩情况等其他的关键信息。

肩袖撕裂：尺寸

对 RCT 进行正确的磁共振评估，是为了探寻影像上形态及信号的异常与关节镜下分型（即 Snyder 分型）之间的关系。根据我们的经验，层厚和空间分辨率（定义为视场中成像的立体像素大小）是高质量磁共振检查的基础，尤其是在评估部分撕裂时。对全层肩袖损伤，必须测量肌腱损伤的范围，且正确的测量方法应考虑到从远端到近端的损伤边缘。为估计损伤长度，损伤近端的边界必须依据肌腱信号进行判断，T2 加权序列以及脂肪抑制序列上肌腱的高信号提示可能出现肌腱退变或黏液化，外科医师将在关节镜手术中进行识别并处理（对损伤的近缘清创以备修复）。正确的测量方法可以区分小（<1cm）、中（1~3cm）、大（3~4cm）或巨大（>4cm）的损伤（图 3.1~3.3）。在部分撕裂中，识别真正的肌腱轮廓对估计损伤范围至关重要（Aliprandi 等，2013；Waldt 等，2007；Magee 等，2003）。在这种情况下，关节液的存在有助于影像判断，因为它与肌腱的低信号以及新近损伤的高信号（关节侧或滑囊侧）形成了对比，"勾勒"出损伤的充盈缺损轮廓。正确的长度测量应包括充盈缺损轮廓的两端，分为微小（<1cm）、纤维磨损

（<2cm）、严重（<3cm）和非常严重（>4cm，带或不带蒂）四个级别。当损伤修复形成肉芽组织时会造成影像的识读障碍，肉芽组织会填补充盈缺损，但这些组织的信号在 T2 加权序列以及 T1 加权序列上均呈高信号，可以依据这一特点正确识别充盈缺损的长度。非增强磁共振可能会低估病变深度，故可以将肌腱直径的 50% 作为判断阈值。如需精确测量，推荐使用磁共振关节造影，特别是间接法（间接造影剂），因为直接关节造影不能显示滑囊侧的部分撕裂。

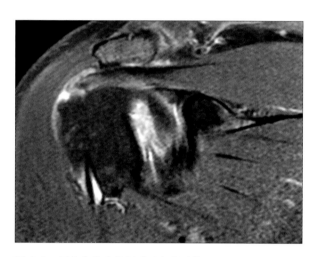

图 3.1　冠状位脂肪抑制质子密度图像显示冈上肌腱止点处有一个高强度信号的小病灶

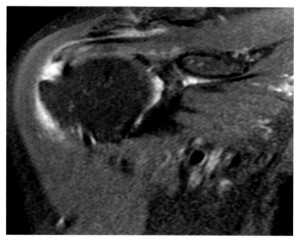

图 3.2　冠状位脂肪抑制质子密度图像显示冈上肌腱止点处有一个高强度信号的中等病灶

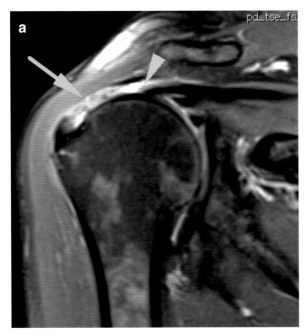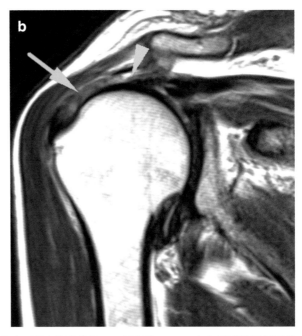

图 **3.3** a. 冠状位脂肪抑制质子密度图像显示冈上肌腱止点前的大面积高强度信号。b. 冠状位 TSE T2 加权序列显示相同的损伤，但病变中有一些明显的中等强度信号的组织（图上箭头所指）：这代表肩峰下滑膜囊的瘢痕组织或纤维化，必须与实际病变（图上无尾箭头部分）区分

肩袖撕裂：形状

RCT 的形状是影响正确选择手术技术的另一个重要因素。根据肌腱表面的形状进行几何分型，我们可以找到 3 种基本的形状。

1. 新月形　撕裂处呈缺口状，由于撕裂处的张力很小，没有大的肌腱回缩或已经部分腱 – 骨愈合。

2. L 形或反 L 形　撕裂的纵向部分将肌腱纤维延长轴分开，横向部分向前或向后走行。

3. V 形或 U 形　肌腱缺损处暴露出肱骨头，损伤处有较大的肌腱回缩。

在巨大肩袖撕裂中，关节镜对撕裂形状和大小的辨识能力较弱，术前 MRI 可能有助于识别撕裂形状。我们建议同时在轴位和冠状位平面评估 RCT，这样可以将关节镜下的图像和磁共振图像进行比较，以获得更多的数据，如喙肱韧带或冈上肌前部肌腱纤维的完整性，可能有助于术中评估肩袖前间隙（Burkhart 等，2001）。

肩袖撕裂：其他结构的累及

当通过 MRI 评价冈上肌腱撕裂时，我们应同时注意到肩袖通过被动或主动肌肉收缩维持了肱骨头与关节盂的相对位置。举例来说，肩胛下肌腱与冈下肌腱构成的横向力偶不平衡可以引起肩关节前后向不稳定。因此在术前识别肩袖间隙结构或肩胛下肌腱的损伤范围非常有必要，这将影响治疗方案的选择：手术治疗（经三角肌胸肌间沟）还是保守治疗。（Goutallier 等，2003；Aluisio 等，2003；Parsons 等，2002）。为确定损伤范围，可选择矢状面作为主要评估面。我们推荐进行非脂肪抑制的 TSE T2 加权序列，不仅能较好地对比损伤肌腱与正常肌腱，也能对比间隙内的韧带以及脂肪。因部分外旋或内旋可能会影响对肩胛下肌腱或肱二头肌滑车的评估（伪影），所以在轴位图像上正确识别肱二头肌长头腱沟的位置很重要。我们可以使用 Patte 的六节段拓扑学分型法进行判断（Patte，1990）。对于肩胛下肌损伤，Lafosse 分型法（Lafosse 等，2007）可以评估肱二头肌滑车是否受到累及，Habermeyer 分型法（Habermeyer 等，2004）可以评估肩袖前间隙的损伤。肱二头肌长头腱撕裂也会影响肩关节的稳定性和术后舒适度。术前磁共振影像对肌腱异常信号和位置的正确评估可以避免手术后疗效不佳（Iannotti，1994；Romeo 等，1999）。当怀疑有 SLAP 损伤时，磁共振关节造影不仅有助于评估止点的完整性，还有助于正确评估前间隙的损伤，以排除偶发半脱位（必要时结合超声），特别要判断是否伴有冈上肌腱或肩胛下肌腱上部撕裂（Farin 等，1995）。

肩袖撕裂：肌腱回缩

　　肌腱回缩程度是影响手术方案制订的关键因素之一，故术后肌腱止点处应保证无过度张力。Patte 分型法（Patte，1990）可以区分肌腱残端位于骨面止点附近还是关节盂层面。评估撕裂形状后，可以对肌腱回缩进行适当评估，因为深 U 形损伤可能并不代表真正的回缩，仅仅反映了撕裂的尺寸，关节镜下缝合时可以拉回肌腱（Burkhart 等，2001）。

肩袖撕裂：肌肉萎缩

　　通过 MRI 对肩袖肌肉萎缩状况进行评估对手术效果至关重要，因为修复肌肉萎缩的肩袖不会使关节功能恢复（Post 等，1983）。术前可借助 MRI 采用以下 3 种方法来评估肌肉萎缩状况：

　　1. 肩胛比或 Thomazeau 法　在冈上窝切面面积最大的矢状位平面中（图 3.4）（Thomazeau 等，1996），可以计算冈上肌横截面积与冈上窝面积的比值（占有比）。第 1 级为正常或轻度萎缩，占有比为 0.60~1.00；第 2 级为中度萎缩，占有比为 0.40~0.60；在重度萎缩的第 3 级，占有比小于 0.40。

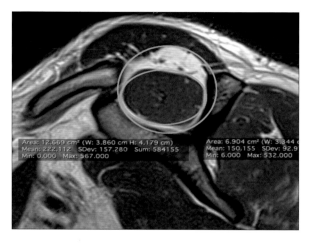

图 3.4　使用 Thomazeau 分型法，矢状面 T1 加权序列，内圈冈上肌的面积除以外圈面积获得比值。在这个病例中，比值为 0.54，对应中度萎缩，注意：肌腹信号正常，无明显脂肪浸润（高信号区）

　　2. 正切征法　在冈上窝同一层面取矢状位断面，画一条连接肩胛冈上缘和喙突上缘的直线。正常情况下，冈上肌应越过这条线。

　　3. Goutallier 分型法（Goutallier 等，1994；Fuchs 等，1999）　采用 CT 或 MRI 扫描，取上述的冈上窝平面，以半定量法计算脂肪组织与肌纤维的比值。肌肉萎缩情况分为 4 级：0 级为正常肌肉；1 级为少许脂肪条纹；2 级为小于 50% 的脂肪肌肉比；3 级为 50% 左右的脂肪肌肉比；4 级为超过 50% 的脂肪肌肉比。

喙肩间隙或喙肱间隙

　　盂肱关节的前上方结构由上到下依次是肩峰外 1/3，喙肩韧带以及喙突，这些结构共同构成了喙肩弓。冈上肌在喙肩弓下间隙滑动，肩峰下 – 三角肌下囊有助于减少滑动时的摩擦力。这一空间是想象中的结构，其减小会导致撞击前方。撞击的原因之一是肩峰的特定形状，如 Ⅱ 型（弯曲型）或 Ⅲ 型（钩型），这些形状与喙肩韧带的骨赘或内生骨刺有关。MRI 可以描述肩峰类型，在冠状面（外侧下倾）或矢状面（前方下倾）确定肩峰的倾斜度（Bigliani 等，1991；Toivonen

等，1995；Yazici 等，1995）。当临床怀疑有撞击时，需注意磁共振检查是在手臂中立位（内收 – 内旋手掌朝内）下进行的。为了识别肱骨头与肩峰的撞击区域，须在图像中找出间接征象。冈上肌腱轮廓是肌腱完整性的第一个标志，肌腱磨损在肱骨或滑膜囊表面可表现为轻度不规则（图 3.5）。在高场强扫描仪（1.5T 或更高）上完成检查时，这一层图像质量更易被识读，而低场强扫描仪获得的图像可能因为空间分辨率（以图像立体像素的大小衡量）较低难以识读。间接征象，如滑囊炎的炎症反应或肌腱信号改变，有助于识别肩关节不同旋转角度时发生的撞击。一个可行的区别正常和异常肌腱的方法是：在长重复时间的序列（如 T2 加权）中，肌腱信号必须比肌肉信号更低或相近，肌腱信号的升高提示间隙内纤维排列不正常，提示肌腱内部损伤或组织成分改变（如黏液样变）。

该方法还可用于识别肩胛下肌腱或肩袖间隙的异常，该间隙对肩关节稳定性非常重要，MRI 在识别 Walch 所述的关节镜下 "隐匿" 损伤时灵敏度较低（Walch 等，1998）。与喙肩撞击类似，肩袖间隙损伤只能间接通过 MRI 矢状面上喙肱韧带、盂肱韧带以及肱二头肌腱的改变来推定。同理，T2 加权序列上肌腱或韧带信号的升高提示肱二头肌滑车损伤、肩胛下肌游离缘或冈上

肌腱的部分损伤。对这一间隙损伤推荐 2 种分型方法。

1. Habermeyer 肩袖间隙损伤分型法（Habermeyer 等，2004）包括四组不同类型的肩胛下肌 / 冈上肌及盂肱上韧带损伤（图 3.6）。

2. Lafosse 肩胛下肌损伤分型法（Lafosse 等，2007）包括 5 型肩胛下肌腱损伤，伴或不伴肱二头肌腱脱位（图 3.7）。

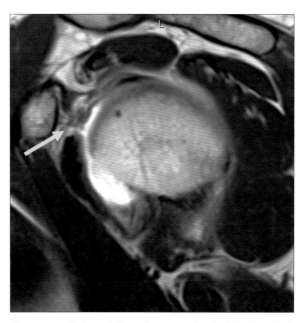

图 3.6　矢状位 T2 加权图像显示盂肱上韧带损伤，符合 Habermeyer Ⅱ 型肩袖间隙损伤

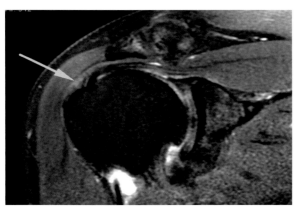

图 3.5　冠状位脂肪抑制质子密度图像显示冈上肌止点处滑膜囊侧表面磨损。肩峰下滑液和肌腱表面（箭头）对比，提示纤维的轮廓被破坏

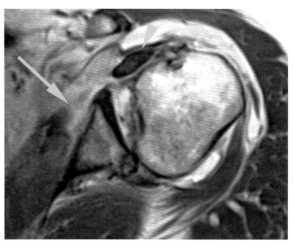

图 3.7　轴位 T2 加权像显示 Lafosse Ⅲ 型肩胛下肌损伤（长箭头），伴肱二头肌长头肌腱向内侧脱位（短箭头）

参考文献

Aliprandi A, Sdao S, Cannaò PM, Khattak YJ, Longo S, Sconfienza LM, Sardanelli F. Imaging of shoulder pain in overhead throwing athletes. Sport Sci Health. 2013;9:81–8. https://doi.org/10.1007/s11332-013-0151-z.

Aluisio FV, Osbahr DC, Speer KP. Analysis of rotator cuff muscles in adult human cadaveric specimens. Am J Orthop. 2003;32(3):124–9.

Bigliani LU, Ticker JB, Flatow EL, Soslowsky LJ, Mow VC. Relationship of acromial architecture and diseases of the rotator cuff [in German]. Orthopade. 1991;20(5):302–9.

Burkhart SS, Danaceau SM, Pearce CE Jr. Arthroscopic rotator cuff repair: analysis of results by tear size and by repair technique—margin convergence versus direct tendon-to-bone repair. Arthroscopy. 2001;17(9):905–12.

Choo HJ, Lee SJ, Kim OH, Seo SS, Kim JH. Comparison of three-dimensional isotropic T1-weighted fast spin-echo MR arthrography with two-dimensional MR arthrography of the shoulder. Radiology. 2012;262(3):921–31. https://doi.org/10.1148/radiol.11111261.

Dinnes J, Loveman E, McIntyre L, Waugh N. The effectiveness of diagnostic tests for the assessment of shoulder pain due to soft tissue disorders: a systematic review. Health Technol Assess. 2003;7:iii.

Farin PU, Jaroma H, Soimakallio S. Medial displacement of the biceps brachii tendon: evaluation with dynamic sonography during maximal external shoulder rotation. Radiology. 1995;195(3):845–8.

Foad A, Wijdicks CA. The accuracy of magnetic resonance imaging and magnetic resonance arthrogram versus arthroscopy in the diagnosis of subscapularis tendon injury. Arthroscopy. 2012;28:636–41.

Fuchs B, Weishaupt D, Zanetti M, Hodler J, Gerber C. Fatty degeneration of the muscles of the rotator cuff: assessment by computed tomography versus magnetic resonance imaging. J Shoulder Elb Surg. 1999;8(6):599–605.

Goutallier D, Postel JM, Bernageau J, Lavau L, Voisin MC. Fatty muscle degeneration in cuff ruptures. Preand postoperative evaluation by CT scan. Clin Orthop Relat Res. 1994;304:78–83.

Goutallier D, Postel JM, Zilber S, Van Driessche S. Shoulder surgery: from cuff repair to joint replacement an update. Joint Bone Spine. 2003;70(6):422–32.

Habermeyer P, Magosch P, Pritsch M, Scheibel MT, Lichtenberg S. Anterosuperior impingement of the shoulder as a result of pulley lesions: a prospective arthroscopic study. J Should Elbow Surg. 2004;13(1):5–12.

Iannotti JP. Full-thickness rotator cuff tears: factors affecting surgical outcome. J Am Acad Orthop Surg. 1994;2(2):87–95.

Lafosse L, Jost B, Reiland Y, Audebert S. Bruno Toussaint and Reuben Gobezie. J Bone Joint Surg Am. 2007;89:1184–93.

Lee YH, Kim AH, Suh JS. Magnetic resonance visualization of surgical classification of rotator cuff tear: comparison with three-dimensional shoulder magnetic resonance arthrography at 3.0 T. Clin Imaging. 2014;38(6):858–63. https://doi.org/10.1016/j.clinimag.2014.07.003.

Magee T, Williams D. 3.0-T MRI of the supraspinatus tendon. AJR Am J Roentgenol. 2006;187:881–6.

Magee T, Shapiro M, Williams D. Comparison of high-field strength versus low-field-strength MRI of the shoulder. AJR Am J Roentgenol. 2003;181:1211–5.

Millstein ES, Snyder SJ. Arthroscopic management of partial, full thickness, and complex rotator cuff tears: indications, techniques, and complications. Arthroscopy. 2003;19(Suppl 1):189–99. https://doi.org/10.1016/j.arthro.2003.10.033].

Parsons IM, Apreleva M, Fu FH, Woo SL. The effect of rotator cuff tears on reaction forces at the glenohumeral joint. J Orthop Res. 2002;20(3):439–46.

Patte D. Classification of rotator cuff lesions. Clin Orthop Relat Res. 1990;(254):81–6.

Post M, Silver R, Singh M. Rotator cuff tear: diagnosis and treatment. Clin Orthop Relat Res. 1983;(173):78–91.

Romeo AA, Hang DW, Bach BR Jr, Shott S. Re-pair of full thickness rotator cuff tears: gender, age, and other factors affecting outcome. Clin Orthop Relat Res. 1999;367:243–55.

Sherman OH. MR imaging of impingement and rotator cuff disorders: a surgical perspective. Magn Reson Imaging Clin N Am. 1997;5(4):721–34.

Snyder S. Arthroscopic classification of rotator cuff lesions and surgical decision making. In: Wilkins LW, editor. . Philadelphia: Shoulder Arthroscopy; 2003. p. 201–7.

Thomazeau H, Rolland Y, Lucas C, Duval JM, Langlais F. Atrophy of the supraspinatus belly: assessment by MRI in 55 patients with rotator cuff pathology. Acta Orthop Scand. 1996;67(3):264–8.

Toivonen DA, Tuite MJ, Orwin JF. Acromial structure and tears of the rotator cuff. J Shoulder Elb Surg. 1995;4(5):376–83.

Walch G, Nove'-Josserand L, Boileau P, Levigne C. Subluxations and dislocations of the tendon of the long head of the biceps. J Should Elbow Surg. 1998;7(2):100–8.

Waldt S, Bruegel M, Mueller D, Holzapfel K, Imhoff AB, Rummeny EJ, Woertler K. Rotator cuff tears: assessment with MR arthrography in 275 patients with arthroscopic correlation. EurRadiol. 2007;17:491–8.

Yazici M, Kopuz C, Gulman B. Morphologic variants of acromion in neonatal cadavers. J Pediatr Orthop. 1995;15(5):644–7.

肩袖穿骨修复：基本原理 4

人们曾对肩袖修复的方法进行了很多研究，希望找到一种最有效的方法。

但其实最重要的是如何发现并判定一种修复方法优于另一种，因为肩袖始终处于复杂的生物力学环境中。在修复肩袖时不仅要考虑静态和动态因素，也要考虑机械和生物因素。

本章的目的是探索促进肩袖修复（RCR）的生物力学因素，并建立评价标准以探讨穿骨固定如何通过改变生物力学因素，从而修复肩袖。

尽管生物力学性能在肩袖愈合过程中的重要性仍存在争议，但在研究肩袖修复领域材料和结构的过程中，生物力学性能是其效果验证的评价标准。

一般而言，尽管很多研究尝试测量在体负荷，但对修复后应达到的最低生物力学性能仍没有一致意见。最重要的是，尚不清楚静态生物力学性能和动态生物力学性能哪一个更重要。

需强调，一旦修复完成，肩袖就需要面对动态负荷环境，考虑到这一点，动态负荷条件下的间隙测量似乎是需要考虑的最重要的生物力学参数。

如上所述，我们还应当考虑这一间隙（可以用不同的方式定义，本质上是指修复界面的初始移位）可以受各种参数，如负载水平、负载率和负载循环数的影响。

采用的修复方法不同，相应的生物力学参数也会有所不同。对于应怎样设定这些参数以还原体内原有的生物力学环境，目前尚无定论。所以如果我们不理解这些变量在体内的作用，我们就很难建立一个真正的评价标准。

与此同时，许多研究者报告肩袖修复（RCR）手术的失败率仍然很高，其结果并不完全令人满意。

这样的高失败率常被归因于生物学因素。虽然还未完全阐明，但 Benjamin 和 Coll 已经给出了很好的例证（Ma，2017），我们需要认识到在肩袖修复过程中，仅考虑生物学因素是不够的，还需要依靠组织增强或生物调节等手段来改善退变肌腱的愈合能力。

因此，我们似乎不应该分开考虑生物学和生物力学因素，两个因素的结合有助于我们完整而详尽地理解相关修复过程。

基于大量结论不完全一致的文献，我们可以尝试探究影响肩袖修复的生物力学结构因素。

最重要的是初始刚度及抗拉强度（UTS）、间隙张力、术后即刻的内外旋滑动稳定性、足印区的最大化覆盖、优化腱－骨和肌腱－缝合界面处的接触压力（全－无压力峰值），以及根据腱骨特性修复的一致性。（Ahmad 等，2005；Gerber, et al, 1994；Denard, Burkhart, 2013；Lee, 2013）。

站在生物力学角度，为了对最佳肩袖修复方

法有一个清晰和全面的理解，需要对上述每一个生物力学因素进行进一步解释。

结构的抗拉强度（UTS）是比较各种修复方法最常用的参数，该值可能会受到几个因素的显著影响，但这些因素常常未被正确界定和分析。

在这些因素中，最重要的是测试样本的性质（人工合成还是来自尸体，来自动物还是人类，如果来自人类尸体，样本还需明确平均骨密度和相对标准差），测试速度，测试几何结构的重复性，以及初始循环是否有预载。

任何一个因素都可能影响最终的测试结果，仔细评估未提及的因素对最终值的影响是很重要的（例如，增加测试速度可以增加修复的UTS和刚度，降低延伸率）。

样本的性质可能是数据分布分散的主要原因。由于尸体样本可能具有广泛的异质性，最好进行大量的测试来重复验证那些出现较大标准差的结果，但因样本数量的问题，通常很难做到。

正如最近的文献所述（Frich & Jensen，2014），肱骨头上不同位置的测试点在生物力学性能上有很大差别（体内环境也是如此）。

肱骨头上骨组织的特性与所测位置有关，所以除了样本之间的差异，我们还需要考虑样本内的差异。

同样的理念也被其他作者运用于分析和扩展，Braunstein等（2015）的文章提出采用骨水泥结合带线锚钉修复技术治疗骨缺损。

动物模型也是一种常用的研究方法，缺点是会引入更多的变量，如所采用动物的类型、动物的品种、动物的年龄、修复的位置和可重复性、骨骼和肌腱的特性等。

与通常所想的不同，与尸体标本相比，这种测试方法的可重复性并没有明显改善（尽管样本数量可能会增加）。

这可能是由于没有完全考虑到各种次要因素的影响，这些因素的权重和影响可能超过预期。

合成测试材料可以减少异质性的影响，有利于建立一个以绝对值定义的通用评价标准（Mantovani等，2014）。

使用合成材料进行研究的优势是降低了标准差，但非常重要的一点是，应正确评估使用合成材料是否会影响被测系统的最终性能（绝对值）。

有时结合UTS曲线，可计算结构的刚度（以应力应变曲线初始阶段线性部分的切线来计算）。值得注意的是，缝线弹性、缝线长度、施加的有结或无结预张力对刚度有显著影响，较长的缝线其弹性形变的范围较大。

从生物力学的角度看，最需要考虑的参数可能是对动态生物力学环境形成的间隙的测量。

关于如何测量间隙，尤其是间隙的重要性，目前还没有达成广泛的共识，但普遍认为，在循环加载过程中，肌腱和骨骼（在界面处）失去紧密接触会对愈合过程产生不利影响。

值得注意的是，间隙作为一个动态参数，受到多个参数的影响，这些参数之间的相互作用可能会放大间隙的影响。

关键因素包括结构弹性、固定点的数量、分散载荷的能力、修复的形状、载荷水平、测试速度、压力分布和压力峰值。所有这些都可以归为机械/结构因素。

影响间隙形成和大小的其他生物学因素包括骨桥、骨和肌腱的质量。

需要注意区分最佳压力并非是最大压力，因为现已明确，过度的压力可能会导致血供变化、肌腱侧应力出现峰值和缺血性改变。因此，合适的压力就是能防止腱-骨界面相对滑动时压力。

如上所述，通过技术的改进，我们可以看到肌腱-缝线界面和骨-植入物界面面积的增加（Mantovani等，2016）。

同样的理念最近被再次提及和拓展（Sano等，2017），有学者发现修复结构（有结或无结）可能导致向内的应力集中，这可能是导致该部位术后再撕裂的原因之一。

肩袖穿骨修复：从生物力学角度评估能够优化结果的参数

最初的肩袖修复是以开放的方式通过创建一排穿骨隧道进行的（Buess 等，2005；Galatz 等，2004；Harryman 等，1991）。缝合锚钉修复技术已经从单排结构发展到双排结构，近来又发展到类穿骨足印区重建，可以更好地模拟原本的解剖结构（Salata 等，2013；Cole 等，2007；Park 等，2006），更明确地说，是模仿先前开放术式下进行的穿骨修复。

多年来，许多作者描述了各种穿骨修复技术（Garofalo 等，2012；Aramberri-Gutierrez 等，2015；Pellegrini 等，2015；Bicanic 等，2014；Cicak 等，2006），这些技术可被认为是经典方法的改进。

虽然尸体研究没有涉及生物学因素，但有一些动物模型可以验证愈合一段时间后生物力学性能和组织完整性之间的联系（Ahmad 等，2005；Gerber 等，1999；St.Pierre 等，1995；Rodeo 等，1993，1999）。

肩袖修复后的愈合表现为肌腱和骨之间纤维血管等界面组织的生成，胶原纤维有序排列并附着在大结节骨面上。术后修复处相对移位会破坏纤维血管界面的形成，影响愈合过程，从而显著影响新界面的形成。

Ahmad 等学者（2005）的研究表明，穿骨修复与缝合锚钉修复技术相比：肌腱固定效果更好，肌腱与结节界面间的运动更少，证明了这种修复在减少腱－骨界面相对运动方面的效果，这是所有修复策略的最终目的。

研究还表明，患者的预后与肩袖完整性直接相关。对穿骨修复技术的综合评价应包括经典生物力学研究中很少考虑的各个方面，概括如下：结构的初始张力，间隙形成处的张力，均匀的压力分布、接触面的大小，界面处是否有硬性植入物，骨密度对修复一致性和有效性的作用，界面

形态（肌腱残端在足印区的走行方向），以及出现在肌腱界面区域内的压力峰值。

Apreleva 等（2002）证明了与单纯缝合锚钉修复技术和褥式缝合锚钉修复技术相比，穿骨修复在重建原始足印区方面的有效性。

Park 等人（2005，2007a，2007b，2014）也证实了这一理念。他们的研究表明与缝合锚钉修复技术相比，穿骨修复的整体压力分布更好。此外，还进一步研究了愈合过程，发现足印区摩擦阻力的增加与作用在肌腱上的载荷成比例。

随后，理念得到了进一步验证，即压力在穿骨修复结构中均匀传递，而在缝合锚钉修复技术中，腱－骨界面可记录到压力升高，导致肌腱组织缺血损伤的风险增加（Tuoheti 等，2005）。

单排和双排固定中肌腱内的应力集中均高于穿骨修复（Sano 等，2007）。非常重要的一点是，当我们增强锚钉－骨界面的稳定性时，较弱的区域会在缝线和肌腱的接触面处发生移位。减少这种界面应力可以保护组织，增大失效负荷，减少间隙形成。

穿骨修复可提供更大的初始足印区覆盖范围（Caldow 等，2015），但必须仔细评估修复区域的压力分布以判断动态压力。很明显，相比锚钉止点区附近的峰值压力，穿骨修复压力峰值的降低与压力分布的均匀度更高有关。

缝合锚钉修复技术不能防止腱－骨界面的相互滑动。最大限度地扩大肌腱和大结节之间的接触面积可以增强生物愈合（Apreleva，2002），且从生物力学的角度看，其增加了肌腱在骨上滑动所需的力量。

Bicanic 等（2014）也报告了类似的结果，并提出只有在骨质疏松时才不适合采用穿骨修复。

因此，当存在骨质疏松时，建议通过增强骨皮质来提高修复结构的稳定性（Black 等，2016），但该技术常依赖术中主观的判定。

在高应力载荷下，缝合锚钉修复技术与穿骨

修复的间隙形成差别更大，而在低应力水平下无显著性差异（Tocci 等，2008）。在其生物力学模型中，使用金属锚钉的单排修复的失败率比Mason-Allen 针穿骨修复更高，修复部位的后方看起来是间隙最大的位置。

穿骨修复的一些优点：再撕裂时容易翻修，因为之前在大结节区域无锚钉存在；手术费用低；无锚钉移位的风险（Kuroda 等，2013）。缝合锚钉移位的风险在文献中已经得到证实并量化：在中、小撕裂中，缝合锚钉的拔出风险最小（2.4%），随着撕裂尺寸的增加，拔出风险也增加（Benson 等，2010）。

需要强调的是，文献在定义移位时仅仅是指一个锚钉完全脱出，而众所周知，几毫米的移位（常被以往研究忽略）就足够引起腱－骨接触不紧密而致愈合不良。

因此，我们可以推断，缝合锚钉修复技术出现并发症的风险高于文献报道，病灶越大，并发症风险越高，且其他文献也证实了这一风险（Djurasovic 等，2001；Kaar 等，2001）。在老年患者中，有证据表明年龄与肱骨近端骨质疏松症的发生直接相关（Kannus 等，1995）。Barber 等人（2007）发现，老年人尸体标本中锚钉的最大拔出力更低。

一项有趣的研究结果表明（Kuroda 等，2013），穿骨修复的再撕裂发生率仅为 6%，与文献报道的缝合锚钉修复技术相比，该比例相对较小（Anderson 等，2006；Kim 等，2012；Lafosse 等，2008；Wu 等，2012）。这一结果主要有两个原因：其一是缺少大到巨大撕裂的队列研究（作者采用了不同的治疗方法），其二是入路选择不同（从结节外侧缘钻取骨隧道）。正如前面所解释的，再撕裂发生率与撕裂损伤大小成正比例。作者报告了他们在中、小损伤取得的良好结果，手术从周边以褥式缝合牵引，通过桥接缝合将肩袖牢牢地压迫在足印区。并补充说，需采用从大结节下缘延伸到足印内侧边的长直线

隧道，来有效防止隧道破坏。这一理念与之前的工作（Burkhart 等，1997）中所报道的结果相矛盾，但他们的结论存在的差异是因所采用的隧道长度不同而产生的，后者实际上是在近端的骨皮质薄弱区域进行了穿骨入路。该理念将在下文进一步阐述。

其他作者也报道了穿骨修复的良好效果（Black 等，2016；Maier 等，2012），两项研究提出穿骨修复不同方面的优势：前者证明穿骨修复如需翻修甚至可以使用之前的骨隧道（放置当前的锚钉），而后者证明穿骨修复在治疗创伤性损伤时效果最佳（可能与退变性疾病中骨量降低有关）。

Denard（2013）和 Burkhart（2012）也提出了同样的观念。他们证实，尽管从恢复初始足印区覆盖的角度来看，穿骨修复是相对合适的，但其受到骨质量的限制。在肩袖撕裂患者中，骨质量往往很差。当骨松质较软时，不鼓励在肩袖中使用“全软”缝合锚钉，因为这样可能导致修复缺乏稳定性。

这在某种程度上与 Garofalo 等人（2012）所描述的技术相矛盾。Bisson 和 Manohar 也提供了有趣的结果，穿骨修复和缝合锚钉修复技术在循环加载和破坏载荷方面的生物力学特征相同（Bisson & Manohar，2009）。另一项有趣的建议是将穿骨修复和缝合锚钉修复技术两者结合，同时利用肱骨距上缘的骨皮质部位进行修复（Aramberri-Gutierrez 等，2015）。我们已知，从足印外侧缘开始从外向内以平均 17.7mm 的深度打骨隧道是防止骨隧道破裂的最佳深度（在小到中等损伤的情况下）（Kuroda 等，2013）。与此相应，骨隧道外口应尽可能位于大结节的外侧和远端（骨桥大于 10mm），以最大限度地提高抗拔出强度（Black 等，2015）。

最近有一项研究表明，在所有区域中，大结节的最前部、顶点以下 15~21mm 处的骨皮质厚度最大。大结节的后 1/3 也具有良好的存骨量，

仅次于内排锚钉对应的位置。外排锚钉放置的最佳位置是大结节顶部以下 15~21mm（Zumstein 等，2016）。

Taniguchi 等人（2014）也印证了这一观点。根据其报告，如果患者骨密度较低并且怀疑可能会发生骨切割，他们会在更远端（外侧）钻取入口，在更内侧（足印区）钻取出口。这一钻孔位置是安全的，因为离腋神经足够远（Gardner 等，2005；Lin 等，1999）。修复效果可能与术式中钻取的隧道数量有关。这些隧道虽然可以达到解剖修复及负荷分散效果，但也增加了手术平均时间。

显然，骨隧道的形状对保护骨隧道有重要的作用。直隧道可阻止缝线与松质骨撞击，避免切割效应（Salata 等，2013）。据其研究描述，弯针创建的弧形隧道相较 90° 直角隧道力学强度更高。缝合结构对结果的影响进一步验证了这一观点。在任何情况下，无论使用还是不使用锚钉，应力分散对总体的力学性能有显著改善（Denard，Burkhart，2013），而缝线桥可以将压力分布于整个足印区（Lee，2013）。

因此，对无锚钉修复和缝线锚钉修复进行比较时，额外的数据非常重要，如：外侧骨隧道入口深度，病灶尺寸，所使用骨隧道的数目、大小及形状，涉及缝线数目，以及缝合构型。

正如之前研究所述，一些因素会对最终结果产生显著影响：使用穿骨技术的无锚钉修复技术与使用类穿骨技术的锚钉修复技术相比，其失效载荷显著降低（Salata 等，2013）。Salata 的研究还发现骨密度与失效模式之间存在联系，并对类穿骨技术和 90° 骨隧道穿骨方式都有影响，最终的结果是骨性失效。这与 Mantovani 等（2014）在实验室中测试的结果（骨密度与失效模式之前无相关性）相反。他们的一项动态实验展示了骨密度如何影响间隙的形成，并有可能发展到一种极端的情况，从而导致骨隧道被破坏和修复失败。因此，建议当骨量下降到一定值以下时，应避免采用经典的穿骨修复技术（90° 骨隧道）。

关于手术失败的原因，学术界存在着一定的争议。一些学者（Bicanic 等，2014）不鼓励在骨质疏松的患者中使用穿骨修复技术，担心穿骨修复技术会导致骨道切割。而另一些学者（Kuroda 等，2013；Kumme 等，2013）在他们的一系列患者和生物力学研究中报道了另一种手术失败原因：骨隧道切割发生率仅为 0.3%，而拔出失败率大于 2.4%，后者是由缝线 – 肌腱相交界面处的缝线断裂导致的。

一些研究试图减少手术失败的发生，研究发现在大结节处置入增强性植入物可以改善单纯穿骨修复技术的生物力学性能（Caldwell 等，1997；Gerber 等，1994）。然而，最近有人进行了类似的尝试，使用锚钉和穿骨隧道代替外侧装置（Tauber 等，2011），也显示出令人满意的力学性能（Demirhan 等，2003；Waltrip 等，2003；Zheng 等，2008；Taniguchi 等，2014；Pellegrini 等，2015；Black 等，2015）。

综上所述，根据已发表的科学证据，为了最大程度地提高修复效果，穿骨修复技术应具备如下特点。

骨隧道外侧入口与大结节的距离是一个非常重要的参数，以保证能有足够的骨量。在距大结节外侧缘约 2cm 的位置，骨密度往往比紧邻结节的区域高，且在该区域钻取骨隧道不会损伤到腋神经。

根据我们的经验，继续向外、向下 1cm 处钻取骨道外口（深度达到 3cm），仍然处于安全的区域（如前面报道），外侧骨皮质的密度更加坚硬，但在镜下入路要直视这一区域比较困难，会直接增加手术时间。

总之，骨密度的差异是一个关键问题，可能会对最终的修复结果产生重大影响，导致修复失败，并使早期形成较大间隙或骨道切割（Black 等，2015）。

在腋神经远端另外建立关节镜入路（Nassar等，1997）则无太大必要。

生物学与生物力学：共同点在哪里

一些学者认为穿骨缝合技术在生物学和生物力学方面均更有优势（Kim等，2008；Kang等，2007；Bicanic等，2014）。

不需在结节区置入硬性植入物可能是穿骨法的优势之一。已有研究表明，穿骨入路覆盖面积大，压力分布好，不会达到损伤软组织的应力峰值。有证据表明修复的完整性和腱–骨接触面积直接相关。

大锚钉（通常为直径5~6.5mm）不仅会增加移位风险（早期锚钉松动或拔出），也会损伤大结节（锚钉越多，残余骨完整性越差），最严重的是会大大减少足印区有效覆盖（须注意投影区或锚钉处不应被计入足印区有效覆盖，因为组织不会在合成材料上愈合）（Tauber等，2011）。考虑到肩袖修复后再撕裂的发生率很高，这种不用锚钉的方法可以大大简化翻修过程。

穿骨修复是一种较好的生物学修复方法，修复后肩袖内的血运取决于所使用的缝合技术（Urita等，2017）。穿过足印区的骨隧道有可能增加肩袖修复处的血运，组织内的血管是损伤组织愈合的重要因素之一。这些结果表明，与类穿骨缝合技术中使用的无结缝合锚钉相比，穿骨缝合技术中使用的足印区骨隧道为修复后的肩袖提供了更多的血运。

术后6个月评估肌腱，如已经愈合，可以预测临床结果较好。而最初3个月的愈合对肩袖完整性和临床结果的维持具有长期意义。高血管化可以加速肌腱的愈合过程，然而众所周知，肩袖的血管化很差（Cole等，2007）。

这表明，在修复术后的前3个月，肩袖内血运的增加可能有助于加速腱–骨界面的生物学愈合。

综上，术后前3个月穿骨缝合技术修复的肩袖内血运更好，相较锚钉缝合法可提供足够的血流灌注以促进肌腱–骨界面的生物学重塑。术后6个月评估的"再撕裂"和"已愈合"参数可预测7年间的临床效果。在最初的3个月里努力改善愈合条件对肩袖完整性的维持和临床效果有长期的影响。

通过骨隧道增加局部血运可以最大化肩袖的愈合潜力（Baudi等，2013）。

腱–骨界面是一个有益的生物学因素，可以改善愈合过程，有望实现细胞介导的组织愈合和再生（Taniguchi等，2014）。

骨髓间充质干细胞通过骨隧道产生，具有分化为肌腱组织的潜能（Caplan，2009）。进一步研究提出"猩红天鹅绒"技术，即暴露骨面下的松质骨以获得"超级血凝块"，其中含有丰富的间充质细胞，且富含生长因子的血小板、血管成分以及血供通道，这些都将有助于肩袖损伤愈合（Snyder，Burns，2009）。

很明显，撕裂的大小会影响治疗结局（Denard等，2012），结合撕裂大小以及骨密度这两个变量，可以保证较好的力学强度。在类穿骨修复方法已经证明：通过创建多点固定（隧道），并采用更多的缝线以分散负荷，可以在早期提高修复处的强度。

此外，隧道增强可以减少骨异质性的影响，并有助于构建交叉缝合，如菱形交叉缝合或其他如Burkhart等人（2012）所述的交叉缝合法。不仅初始时的压力很重要，而且在随后的时间里保持缝线对肩袖的下压力是促进愈合的主要因素（Mazzocca等，2010）。

上述报告的各个因素，如交叉缝合、多固定点和远端外侧固定，长期来看有助于修复。我们认为，外排锚钉靠近远端处置入能在关节镜下提供与开放的穿骨修复类似的效果。此外，在动态测试中，在内侧打结似乎是减少间隙形成的一个重要因素。尽管这会增加一些手术时间，但为了修复结构的稳定性，应该尽可能在内侧打结（Mall 等，2013）。

结构稳定性与康复中被动关节活动明显相关：对小于 3cm 的撕裂来说，穿骨结合单排锚钉修补术后早期行关节活动相比晚期行关节活动再撕裂率更低，而在 5cm 以上的撕裂中结果相反，再撕裂率相对更高（Kluczynski 等，2015）。外排缝线交叉缝合可以使静态和动态力学性能最大化，但外科医生在执行时应注意控制张力，不应过度牵拉使张力过高（Milano 等，2008；Denard 和 Burkhart，2013）。其他学者（Christoforetti 等，2012）也研究了外侧张力在类穿骨修复结构中的作用。

一些研究比较了单排和双排修复效果，尽管结果受到队列研究中不同撕裂程度的影响（包括小撕裂到巨大撕裂），但当我们关注较大的撕裂（大于 3cm）时会发现，随着时间的推移，较高的稳定性、较高的压力和较低的间隙形成倾向对修复的完整性起了积极作用。

一些研究（Frank 等，2008；Toussaint 等，2011；Kim 等，2012；Park 等，2010）提示类穿骨技术（从生物力学角度看是锚钉修复的金标准）的肩袖修复完整性在 88%~92% 之间。

虽然没有数据表明肩袖撕裂的大小与修复的完整性直接相关，但双排修复的效果均优于同等情况下的单排修复。

文献综述以及一些研究表明双排修复比单排修复具有更高的肌腱愈合率，但尚没有证据证明这种差异能转化为临床功能的改善。

同样的结果在一项随机研究中也有报道（Franceschi 等，2016），该研究旨在测量早期康复方案对肩关节僵硬高风险受试者的效果。经过平均 2 年的随访，发现双排组的再撕裂率明显低于单排组。不过两组间 UCLA 评分没有临床差异，只有外旋功能得到了改善（除肩袖完整性外）。

单排和双排间的这种显著差异是由于单排修复无法同时恢复内侧到外侧的足印（Lee，2013），这一点在手臂外展时表现得更明显，肌腱内侧部分会从足印处抬起。

如果考虑小到中等撕裂的队列比较，两种方法的差异并不显著，因此似乎采用双排技术在这些情况下没有太大帮助［损伤更大，手术时间更长（Franceschi 等 . 2007），增加手术的成本，需要软组织有更高的活动性（Aydin 等，2010；Sheibani-Rad 等，2013）］。

结论

在总结穿骨技术修复肩袖的特点前，首先要强调的是这种方法能获得良好的固定（Baudi 等，2013；Flanagin 等，2016；Randelli 等，2017）。

穿骨修复的弱点（如过去很多学者报道的在骨组织层面的弱点）已经被增强植入物的使用所弥补（Mantovani 等，2014；Gerber 等，1994；Garrigues 和 Lazarus，2012）。

各种研究报道了相对于传统的锚钉修复，穿骨修复具有良好的临床疗效，以及潜在的优势：如减轻术后疼痛，较长的术后免翻修时间（归功于相对于传统模式更好的血供），易于翻修，性价比高（Randelli 等，2017）。

在本章中，我们从生物力学的角度提出以下几个方面的证据，为如何制订穿骨修复方案提供了技术上的支持。

穿骨修复技术可以在不破坏大结节完整性的情况下钻取多个骨隧道。在患者以及生物力学测试中可以钻取四个平行骨道，涉及三个足印区覆盖。该方法并未报道有不良事件的发生。

有证据表明修复位置越深，极限抗拉强度越高，间隙形成参数越好。许多学者认为采用的最佳工作深度为 15~25mm（骨完整性及操作简便之间的最佳平衡点）。

骨隧道之间的最小距离为 5mm。前后向骨桥的最优长度为 10mm。

　　间隙的形成会受到几个因素的影响：隧道的形状（光滑弧形隧道可减少缝线和骨隧道间的撞击，应避免锐角骨隧道）、修复处的预牵张力（可以消除早期间隙形成）、缝线长度（缝线越长，弹性形变范围越大）。

　　交叉缝合可以形成负载分散效应，这不仅可以在动态受力环境中减少间隙形成，也可以增加修复处的极限抗拉强度和刚度。

　　牢固修复的最佳方法不是过度牵拉，而是采用合适的缝合构型。

　　线带的使用不仅在纯穿骨法中有效（在缝线 – 骨界面使用），在肌腱侧也有效（在增强与非增强结构中均有效）。

参考文献

Ahmad CS, Stewart AM, Izquierdo R, Bigliani LU. Tendon-bone interface motion in transosseous suture and suture anchor rotator cuff repair techniques. Am J Sports Med. 2005;33(11):1667–71.

Anderson K, Boothby M, Aschenbrener D, van Holsbeeck M. Outcome and structural integrity after arthroscopic rotator cuff repair using 2 rows of fixation: minimum 2-year follow-up. Am J Sports Med. 2006;34(12):1899–905.

Apreleva M, Ozbaydar M, Fitzgibbons PG, Warner JJP. Rotator cuff tears: the effect of the reconstruction method on three-dimensional repair site area. Arthroscopy. 2002;18(5):519–26.

Aramberri-Gutierrez M, Martinez-Menduina A, Valencia-Mora M, Boyle S. All-suture transosseous repair for rotator cuff tear fixation using medial calcar fixation. Arthrosc Tech. 2015;4(2):e169–73.

Aydin N, Kocaoglu B, Guven O. Single-row versus double-row arthroscopic rotator cuff repair in small to medium sized tears. J Shoulder Elb Surg. 2010;19(5):722–5.

Barber FA, Coons DA, Ruiz-Suarez M. Cyclic load testing of biodegradable suture anchors containing 2 high-strength sutures. Arthroscopy. 2007;23(4):355–60.

Baudi P, Rasia Dani E, Campochiaro G, Rebuzzi M, Serafini F, Catani F. The rotator cuff repair with a new arthroscopic transosseous system: the Sharc-FT. Musculoskelet Surg. 2013;97(Suppl 1):57–61.

Benson EC, MacDermid JC, Drosdowech DS, Athwal GS. The incidence of early metallic suture anchor pullout after arthroscopic rotator cuff repair. Arthroscopy. 2010;26(3):310–5.

Bicanic G, Cicak N, Trsek D, Klobucar H. Letter to the editor—advantages of arthoscopic transossoeus suture repair of the rotator cuff without the use of anchors. Clin Orthop Relat Res. 2014;472(3):1043.

Bisson LJ, Manohar LM. A biomechanical comparison of Transosseous-suture anchor and suture bridge rotator cuff repairs in cadavers. Am J Sports Med. 2009;37(10):1991–5.

Black EM, Lin A, Srikumaran U, Jain N, Freehill MT. Arthroscopic transosseous rotator cuff repair: technical note, outcomes and complications. Orthopedics. 2015;38(5):e352–8.

Black EM, Austin LS, Narzikul A, Seidl AJ, Martens K, Lazarus MD. Comparison of implant cost and surgical time in arthroscopic transosseous and transosseous equivalent rotator cuff repair. J Shoulder Elb Surg. 2016;25(9):1449–56.

Braunstein V, Ockert B, Windolf M, Sprecher CM, Mutschler W, Imhoff A, Kirchhoff C. Increasing pullout strength of suture anchors in osteoporotic bone using augmentation—a cadaver study. Clin Biomech (Bristol, Avon). 2015;30(3):243–7.

Buess E, Steuber KU, Waibl B. Open versus arthroscopic rotator cuff repair: a comparative view of 96 cases. Arthroscopy. 2005;21(5):597–604.

Burkhart SS, Denard PJ, Obopilwe E, Mazzocca AD. Optimizing pressurized contact area in rotator cuff repair: the diamondback repair. Arthroscopy. 2012;28(2):188–95.

Burkhart SS, Diaz Pagàn JL, Wirth MA, Athanasiou KA. Cyclic loading of anchor-based rotator cuff repairs: confirmation of the tension overload phenomenon and comparison of suture anchor fixation with transosseous fixation. Arthroscopy. 1997;13(6):720–4.

Caldow J, Richardson M, Balakrishnan S, Sobol T, Lee PV, Ackland DC. A cruciate suture technique for rotator cuff repair. Knee Surg Sports Traumatol Arthrosc. 2015;23(2):619–26.

Caldwell GL, Warner JP, Miller MD, Boardman D, Towers J, Debski R. Strength of fixation with transosseous sutures in rotator cuff repair. J Bone Joint Surg Am. 1997;79(7):1064–8.

Caplan AI. Why are MSCs therapeutic? New data: new insight. J Pathol. 2009;217(2):318–24.

Chen M, Xu W, Dong Q, Huang Q, Xie Z, Mao Y. Outcomes of single-row versus double-row arthroscopic rotator cuff repair: a systematic review and meta-analysis of current evidence. Arthroscopy. 2013;29(8):1437–49.

Christoforetti JJ, Krupp RJ, Singleton SB, Kissenberth MJ, Cook C, Hawkins RJ. Arthroscopic suture bridge transosseus equivalent fixation of rotator cuff tendon preserves intratendinous blood flow at the time of initial fixation. J Shoulder Elb Surg. 2012;21(4):523–30.

Cicak N, Klobucar H, Bicanic G, Trsek D. Arthroscopic transosseous suture anchor technique for rotator cuff repairs. Arthroscopy. 2006;22(5):565.e1–6.

Cole BJ, ElAttrache NS, Anbari A. Arthroscopic rotator cuff repairs: an anatomic and biomechanical rationale for different suture-anchor repair configurations. Arthroscopy. 2007;23(6):662–9.

Demirhan M, Atalar AC, Kilicoglu O. Primary fixation strength of rotator cuff repair techniques: a comparative study. Arthroscopy. 2003;19(6):572–6.

Denard PJ, Burkhart SS. The evolution of suture anchors in arthroscopic rotator cuff repair. Arthroscopy. 2013;29(9):1589–95.

Denard PJ, Jiwani AZ, Ladermann A, Burkhart SS. Long-term outcome of arthroscopic massive rotator cuff repair: the importance of double-row fixation. Arthroscopy. 2012;28(7):909–15.

Djurasovic M, Marra G, Arroyo JS, Pollock RG, Flatow EL, Bigliani LU. Revision rotator cuff repair: Factors influencing results. J Bone Joint Surg Am. 2001;83: 1849–55.

Duquin TR, Buyea C, Bisson LJ. Which method of rotator cuff repair leads to the highest rate of structural healing? A systematic review. Am J Sports Med. 2010;38(4): 835–41.

Flanagin B, Garofalo R, Lo E, Feher L, Castagna A, Qin H, Krishnan S. Midterm clinical outcomes following arthroscopic transosseous rotator cuff repair. Int J Shoulder Surg. 2016;10(1):3.

Franceschi F, Ruzzini L, Longo UG, Martina FM, Zobel BB, Maffulli N, et al. Equivalent clinical results of arthroscopic single-row and double-row suture anchor repair for rotator cuff tears: a randomized controlled trial. Am J Sports Med. 2007;35:1254–60.

Franceschi F, Papalia R, Franceschetti E, Palumbo A, Del Buono A, Paciotti M, Denaro V. Double-row repair lowers the retear risk after accelerated rehabilitation. Am J Sports Med. 2016;44(4):948–56.

Frank JB, ElAttrache NS, Dines JS, Blackburn A, Crues J, Tibone JE. Repair site integrity after arthroscopic transosseous- equivalent suture-bridge rotator cuff repair. Am J Sports Med. 2008;36:1496–503.

Frich L, Jensen N. Bone properties of the humeral head and resistance to screw cutout. Int J Shoulder Surg. 2014;8(1):21–6.

Galatz LM, Ball CM, Teefey SA, Middleton WD, Yamaguchi K. The outcome and repair integrity of completely arthroscopically repaired large and massive rotator cuff tears. J Bone Joint Surg Am. 2004;86(2):219–24.

Gardner MJ, Griffith MH, Dines JS, Briggs SM, Weiland AJ, Lorich DG. The extended anterolateral acromial approach allows minimally invasive access to the proximal humerus. Clin Orthop Relat Res. 2005;434:123–9.

Garofalo R, Castagna A, Borroni M, Krishnan SG. Arthroscopic transosseous (anchorless) rotator cuff repair. Knee Surg Sports Traumatol Arthrosc. 2012;20:1031–5.

Garrigues GE, Lazarus MD. Arthroscopic bone tunnel augmentation for rotator cuff repair. Orthopedics. 2012;35(5):392–7.

Gartsman G, Drake G, Edwards B, Elkousy HA, Hammerman SM, O'Connor D, Press CM, Ultrasound evaluation of arthroscopic full-thickness supraspinatus rotator cuff repair: single-row versus double-row suture bridge (transosseous equivalent) fixation. Results of a prospective, randomized study, 2013, 22:1480–1487, J Shoulder Elbow Surg.

Gerber C, Schneeberger AG, Beck M, Schlegel U. Mechanical strength of repairs of the rotator cuff. J Bone Joint Surg Br. 1994;76(3):371–80.

Gerber C, Schneeberger AG, Perren SM, Nyffeler RW. Experimental rotator cuff repair: a preliminary study. J Bone Joint Surg Am. 1999;81:1281–90.

Harryman DT 2nd, Mack LA, Wang KY, Jackins SE, Richardson ML, Matsen FA 3rd. Repairs of the rotator cuff: correlation of functional results with integrity of the cuff. J Bone Joint Surg Am. 1991;73(7):982–9.

Kaar TK, Schenck RC Jr, Wirth MA, Rockwood CA Jr. Complications of metallic suture anchors in shoulder surgery: a report of 8 cases. Arthroscopy. 2001;17:31–7.

Kang L, Henn RF, Tashjian RZ, et al. Early outcome of arthroscopic rotator cuff repair: a matched comparison with miniopen rotator cuff repair. Arthroscopy. 2007;23(6):573–82.

Kannus P, Leppala J, Lehto M, Sievanen H, Heinonen A, Jarvinen M. A rotator cuff rupture produces permanent osteoporosis in the affected extremity, but not in those with whom shoulder function has returned to normal. J Bone Miner Res. 1995;10:1263–71.

Kim KC, Rhee KJ, Shin HD, et al. Arthroscopictransosseous rotator cuffrepair. Orthopaedics. 2008; 31(4):327–30.

Kim KC, Shin HD, Lee WY. Repair integrity and functional outcomes after arthroscopic suture-bridge rotator cuff repair. J Bone Joint Surg Am. 2012;94:e48.

Kluczynski MA, Nayyar S, Marzo JM, Bisson LJ. Early versus delayed range of motion after rotator cuff repair: a systematic review and meta-analysis. Am J Sports Med. 2015;43(8):2057–63.

Kummer FJ, Hahn M, Day M, Meislin RJ, Jazrawi LM. A laboratory comparison of the new arthoscopictransosseous rotator cuff repair to a double row transosseous equivalent rotator cuff repair using suture anchors. Bull Hosp Jt Dis. 2013;71(2):128–31.

Kuroda S, Noriyuki I, Motohiko M. Advantages of arthroscopic transosseous suture repair of the rotator cuff without the use of anchors. Clin Orthop Relat Res.

2013;471(11):3514–22.

Lafosse L, Brzoska R, Toussaint B, Gobezie R. The outcome and structural integrity of arthroscopic rotator cuff repair with use of the double-row suture anchor technique: surgical technique. J Bone Joint Surg Am. 2008;90(Suppl 2 pt 2):275–86.

Lee TQ. Current biomechanical concepts for rotator cuff repair. Clin Orthop Surg. 2013;5:89–97.

Lin J, Hou SM, Inoue N, Chao EY, Hang YS. Anatomic considerations of locked humeral nailing. Clin Orthop Relat Res. 1999;368:247–54.

Ma CB. Editorial commentary: success of rotator cuff healing—do we need to improve on the strength anymore? Arthroscopy. 2017;33(9):1659–60.

Maier D, Jaeger M, Izadpanah K, Herschel D, Ogon P, Strhm PC, Sudkamp NP. Offenetransossarereko nstruktion der rotatorenmanschette. Der Chirurg. 2012;83:1068–77.

Mall NA, Lee AS, Chahal J, Van Thiel GS, Romeo AA, Verma NN, Cole BJ, Transosseous-equivalent rotator cuff repair: a systematic review on the biomechanical importance of tying the medial row, 2013, vol 29 No 2, pp 377–386, Arthroscopy

Mantovani M, Baudi P, Paladini P, Pellegrini A, Verdano MA, Porcellini G, Catani F. Gap formation in a transosseous rotator cuff repair as a function of bone quality. Clin Biomech. 2014;29:429–33.

Mantovani M, Pellegrini A, Garofalo P, Baudi P. A 3D finite element model for geometrical and mechanical comparison of different supraspinatus repair techniques. J Shoulder Elbow Surg. 2016;25(4):557–63.

Mazzocca AD, Bollier MJ, Obopilwe E, DeAngelis JP, Burkhart SS, Warren RF, Arciero RA. Biomechanical evaluation of arthroscopic rotator cuff repairs over time. Arthroscopy. 2010;26(5):592–9.

Milano G, Grasso A, Zarelli D, Delriu L, Cillo M, Fabbriciani C. Comparison between single-row and double-row rotator cuff repair: a biomechanical study. Knee Surg Sports Traumatol Arthrosc. 2008;16:75–80.

Millett PJ, Warth R, Dornan GJ, Lee JT, Spiegl U. Clinical and structural outcomes after arthroscopic single-row versus double-row rotator cuff repair: a systematic review and meta-analysis of level I randomized clinical trials. J Shoulder Elbow Surg. 2014;23:586–97.

Nassar JA, Wirth MA, Burkhart SS, Schenck RC Jr. Morphology of the axillary nerve in an anteroinferior shoulder arthroscopy portal. Arthroscopy. 1997;13:600–5.

Park JY, Siti HT, Keum JS, Moon SG, Oh KS. Does an arthroscopic suture bridge technique maintain repair integrity? A serial evaluation by ultrasonography. Clin Orthop Relat Res. 2010;468:1578–87.

Park MC, Cadet ER, Levine WN, Bigliani LU, Ahmad CS. Tendon-to-Bone pressure distributions at a repaired rotator cuff footprint using transosseous suture and suture anchor fixation techniques. Am J Sports Med. 2005;33(8):1154–9.

Park MC, Elattrache NS, Ahmad CS, Tibone JE. "Transosseousequivalent" rotator cuff repair technique. Arthroscopy. 2006;22(12):1360.e1361–5.

Park MC, ElAttrache NS, Tibone JE, Ahmad CS, Jun BJ, Lee TQ. Part I: footprint contact characteristics for a transosseous-equivalent rotator cuff repair technique compared with a double-row repair technique. J Shoulder Elbow Surg. 2007a;16(4):461–8.

Park MC, McGarry MH, Gunzenhauser RC, Benefiel MK, Park CJ, Lee TQ. Does transossoues-equivalent rotator cuff repair biomechanically provide a "self-reinforcement" effect compared with single-row repair? J Shoulder Elbow Surg. 2014;23:1813–21.

Park MC, Tibone JE, ElAttrache NS, Ahmad CS, Jun BJ, Lee TQ. Part II: biomechanical assessment for a footprint-restoring transosseous equivalent rotator cuff repair technique compared with a double-row repair technique. J Shoulder Elbow Surg. 2007b;16(4):469–76.

Pellegrini A, Lunini E, Rebuzzi M, Verdano M, Baudi P, Ceccarelli F. Arthroscopic rotator cuff tear transosseous repair system: the Sharc-Ft using the Taylor Stitcher. Arthrosc Tech. 2015;4(3):e201–5.

Prasathaporn N, Kuptinaratsaikul S, Kongrukgretiyos K. Single-row versus Double-row repair of full-thickness rotator cuff tears. Arthroscopy. 2011;27(7):978–85.

Randelli P, Stoppani CA, Zaolino C, Menon A, Randelli F, Cabitza P. Advantages of arthroscopic rotator cuff repair with a transosseous suture technique a prospective randomized controlled trial. Am J Sports Med. 2017;45(9):2000–9.

Rodeo SA, Arnoczky SP, Torzilli PA, Hidaka C, Warren RF. Tendon healing in a bone tunnel: a biomechanical and histological study in the dog. J Bone Joint Surg Am. 1993;75:1795–803.

Rodeo SA, Suzuki K, Deng XH, Wozney J, Warren RF. Use of recombinant human bone morphogenetic protein-2 to enhance tendon healing in a bone tunnel. Am J Sports Med. 1999;27:476–88.

Salata MJ, Sherman SL, Lin EC, Sershon RA, Gupta A, Shewman E, Wang VW, Cole BJ, Romeo AA, Verma NN. Biomechanical evaluation of transosseous rotator cuff repair—Do anchors really matter? Am J Sports Med. 2013;41(2):283–90.

Sano H, Yamashita T, Wakabayashi I, Itoi E. Stress distribution in the Supraspinatus Tendon After Tendon Repair, suture anchors versus transosseous suture fixation. Am J Sports Med. 2007;35(4):542–6.

Sano H, Tokunaga M, Noguchi M, Inawashiro T, Irie T, Abe H, Yokobori AT. Tight medial knot tying may increase retearing risk after transosseous equivalent repair of rotator cuff tendon. Biomed Mater Eng. 2017;28(3):

267–77.

Sheibani-Rad S, Giveans MR, Arnoczky SP, Bedi A. Arthroscopic single-row versus double-row rotator cuff repair: a meta-analysis of the randomized clinical trials. Arthroscopy. 2013;29(2):343–8.

Snyder SJ, Burns J. Rotator cuff healing and the bone marrow "crimson duvet" from clinical observations to science. Tech Shoulder Elbow Surg. 2009;10(4):130–7.

St. Pierre P, Olson EJ, Elliott JJ, O'Hair KC, McKinney LA, Ryan J. Tendon-healing to cortical bone compared with healing to a cancellous through. J Bone Joint Surg Am. 1995;77:1858–66, Study, 1–8.

Taniguchi N, Suenaga N, Oizumi N, Miyoshi N, Araki N, Chosa E. Surface-holding repair: an original arthroscopic rotator cuff repair technique. J Shoulder Elbow Surg. 2014;23:620–7.

Tauber M, Hoffelner T, Penzkofer R, Koller H, Zenner J, Hitzl W, Moroder P, Resch H. Arthroscopic rotator cuff repair: a biomechanical comparison of the suture-bridge technique versus a new transosseous technique using SutureButtons. Clin Biomech. 2011;26:910–6.

Tocci SL, Tashjian RZ, Leventhal E, et al. Biomechanical comparison of single-row arthroscopic rotator cuff repair technique versus transosseous repair technique. J Shoulder Elbow Surg. 2008;17(5):808–14.

Toussaint B, Schnaser E, Bosley J, Lefebvre Y, Gobezie R. Early structural and functional outcomes for arthroscopic double-row transosseous-equivalent rotator cuff repair, Am J Sports Med. 2011;39:1217–25.

Tuoheti Y, Itoi E, Yamamoto M, et al. Contact area, contact pressure, and pressure patterns of the tendon-bone interface after rotator cuff repair. Am J Sports Med. 2005;33(12):1869–74.

Urita A, Funakoshi T, Horie T. Difference in vascular patterns between transosseous-equivalent and transosseous rotator. J Shoulder Elbow Surg. 2017;26(1):149–56.

Waltrip RL, Zheng N, Dugas JR, Andrews JR. Rotator cuff repair: a biomechanical comparison of three techniques. Am J Sports Med. 2003;31(4):493–7.

Wu X, Briggs L, Murrell GA. Intra-operative determinants of rotator cuff repair integrity: an analysis in 500 consecutive repairs. Am J Sports Med. 2012;40:2771–6.

Xu C, Zhao J, Li D. Meta-analysis comparing single-row and double-row repair techniques in the arthroscopic treatment of rotator cuff tears. J Shoulder Elbow Surg. 2014;23:182–8.

Zheng N, Harris HW, Andrews JR. Failure analysis of rotator cuff repair: a comparison of three double-row techniques. J Bone Joint Surg Am. 2008;90(5):1034–42.

Zumstein MA, Raniga S, Labrinidis A, Eng K, Bain GI, Moor BK. Optimal lateral row anchor positioning in posterior-superior Transosseous equivalent rotator cuff repair a micro computed tomography study. Orthop J Sports Med. 2016;4(11):2325967116671305.

穿骨与类穿骨肩袖修补：两者的不同之处

肩袖愈合，即肌腱与骨之间的愈合，是一个特殊的过程。术后肩袖再撕裂仍然是一个常见问题。尽管手术技术在发展，其再撕裂率仍维持在11%~57%（Le 等，2014）。肩袖再撕裂包含了许多可变与不可变的因素，如患者年龄、原始撕裂的大小与类型、修补技术和肌腱质量等（Le 等，2014；Duquin 等，2010；Millett 等，2014；Nho 等，2009；Chillemi 等，2011）。在一项最近的研究中发现，断裂肌腱最重要的组织病理学特点是结构无序，新生血管缺失或不足，软骨化生和纤维化（Chillemi 等，2011）。这些生理环境的改变使得肌腱愈合能力下降，这也是肩袖的修补部位容易发生再次撕裂的重要原因。从而产生了一个新的概念——肩袖不愈合（而非再撕裂）。

一些手术技术的相关因素也因此得到了特别关注，并且发现了影响愈合进程的众多因素，包括接触面积与应力（Park 等，2005）、腱–骨界面的相对移位（Ahmad 等，2005）和修补强度（Kim 等，2006）。

需要明确覆盖与接触的区别。仅仅从手术技术角度来说，只要肩袖肌腱的活动度好，就可以百分之百地覆盖肩袖足印区，但未必就能得到满意的肌腱与足印区的接触（Montanez 等，2016）。手术的目的（开放或者镜下修补技术）显然是为了获得最佳修补强度并提高组织结构的愈合率。

穿骨固定技术

历史上最初的开放肩袖修补手术（Bishop 等，2006；Ji 等，2015；Sauerbrey 等，2005；Williams 等，2014）（图 5.1）是基于建立骨隧道以便穿过数根缝线来修补肌腱（Kilcoyne 等，2017）。与关节镜下单排带线锚钉修补技术相比，穿骨隧道的肩袖修补能够得到更大的腱–骨接触面积和更好的足印区应力分布（Apreleva 等，2002；Park 等，2005）。而且穿骨技术还减少了肌腱与足印区骨面之间的相对移位（Ahmad 等，2005）。因此，穿骨固定技术被认为是肩袖修补治疗的"金标准"（Garofalo 等，2012）。

曾有研究表明穿骨固定技术为足印区的腱–骨界面提供了更大的接触面积和应力（Ahmad 等，2005）。尽管有争议，但目前认为改善接触环境能够最大程度地促进腱骨愈合。

关节镜下类穿骨修复

Park 在 2006 年报道了一种关节镜下肩袖修补的新技术，旨在增大肩袖–足印区的接触面积、应力以及抗拔出力，以改善生物愈合能力（Park 等，2006）。这种技术采用内排带线锚钉固定加褥式缝合，而外排锚钉则作为缝线桥的基座（图 5.2）。这种方法与穿骨固定技术类似，

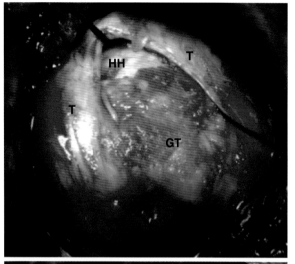

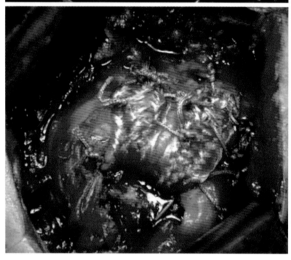

图 5.1　Ⅴ型肩袖撕裂的开放手术，采用穿骨固定技术，并用聚丙烯支架增强，以保护修复的肌腱组织（HH：肱骨头，T：肌腱，GT：大结节）

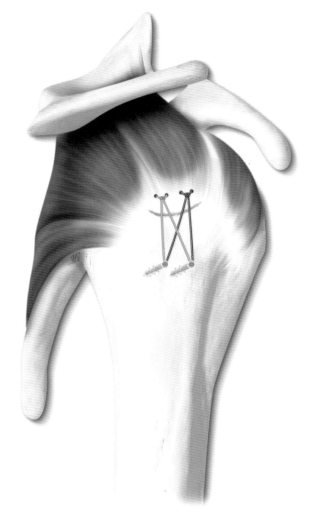

图 5.2　类穿骨肩袖修补技术（TOE-RCR）。四线缝线桥：将褥式缝合的内排缝线跨过肩袖固定在外排锚钉上

尽管没有真正"穿骨"，但在肌腱上的固定效果却类似"穿骨"。

　　术者可以使用标准的关节镜入路，经过仔细评估，先进行伴发病变的处理，如肩峰成形术、肱二头肌腱切断或腱固定术等。然后清理足印区，使用带线锚钉进行修补，内排与外排的置钉点一般是在传统的切开穿骨固定的钻孔位置。

　　这种修补至少要用 2 枚带线锚钉行褥式缝合作为内排。它有两个关键点：①内排的锚钉要尽可能在接近关节软骨边缘的位置植入（图 5.3）；②内排锚钉的缝线穿过肩袖的腱性部分位置也要

尽可能靠近内侧（图 5.4），最好是在肩袖撕裂边缘以内 10~12mm，以便最大可能利用外侧腱性部分作为下压组织。外排锚钉要尽可能地放置在前方和后方，以获得最大的压迫面积。

　　每个内排锚钉预置 2 根缝线，一前一后使用合适的过线工具穿过肌腱。最好能留出 15mm 长度的肌腱，以便能拉到大结节位置。而且，任何分层撕裂都要修补到原位。前内侧和后内侧的锚钉均依照上述步骤进行操作。要注意的是内排 2 枚锚钉的前后间距要至少 10mm，以防骨折，也可避免软组织被线结缠绕扭曲。对于巨大肩袖撕

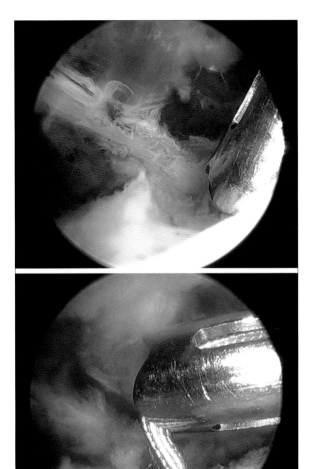

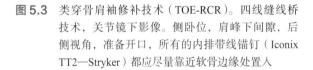

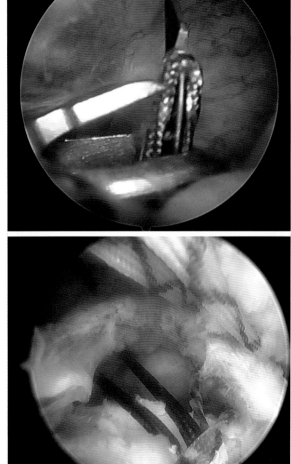

图5.3　类穿骨肩袖修补技术（TOE-RCR）。四线缝线桥技术，关节镜下影像。侧卧位，肩峰下间隙，后侧视角，准备开口，所有的内排带线锚钉（Iconix TT2—Stryker）都应尽量靠近软骨边缘处置入

图5.4　类穿骨肩袖修补技术（TOE-RCR）。四线缝线桥技术，关节镜下影像。侧卧位，肩峰下间隙，后侧视角（朝上）和外侧视角（朝下）。使用缝合钩将内排锚钉的缝线穿过肌腱（尽可能靠近肌腱内侧）

裂，可考虑在内排放置3枚锚钉，这样的修补范围更广。

应用推结器和交换桩线技术可以打出数个半扣结。在内排打结后不要剪断缝线。将缝线跨过肌腱上方，分别穿入用于外排固定的无结锚钉孔中（图5.5）。外排固定的锚钉一般为2枚，一前一后固定在大结节外缘外侧5~10mm的位置（图5.6），此处骨质较好（Zumstein等，2016）。前方的外排锚钉先置入，要注意在完全置入之前必须拉紧来自内排2枚锚钉的各1根缝线，然后再

置入后方的外排锚钉，这样一个四线交叉下压的缝线桥结构就完成了。这种结构具有快捷、安全和低切迹的特点，而且腱-骨界面质量非常好（图5.7）。这种结构促进了足印区的加压作用，提供了旋转稳定性，保护大面积的接触区不受滑液浸润的影响，并且因为所用线结较少有利于腱-骨愈合。如果撕裂累及足印区前后向的1/2~2/3，或者冈下肌也受累（冈下肌与冈上肌的附着点在足印区后方相融合）时，4枚锚钉组成的类穿骨固定技术值得推荐（Park等，2006）。

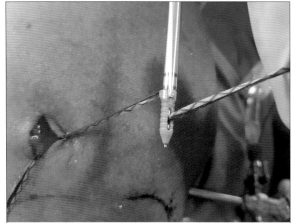

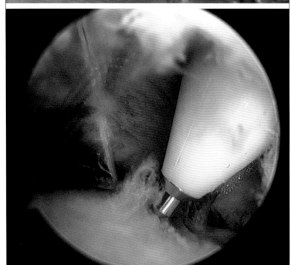

图 5.5 类穿骨肩袖修补技术（TOE-RCR）。四线缝线桥技术，侧卧位，右肩。在内排打结后不要剪断缝线，将缝线跨过肌腱上方形成缝线桥，然后从外侧通道拉出，每个内排锚钉的各一根缝线穿过外排无结锚钉的孔眼（ReelX 4.5mm—Stryker）。后方视角，关节镜下影像（上图）。肩峰下间隙，后方视角（下图）。外排无结锚钉进入肩峰下间隙

对于较小的肩袖撕裂（累及足印前后向不到一半），可以采用双线缝线桥技术（图 5.8）。这个技术和四线缝线桥技术类似，只是外排只有 1 枚无结锚钉，放置在足印区外侧，位于前后放置的 2 枚内排锚钉的中线位置（图 5.9）。所有 4 根缝线都穿过无结锚钉，但也可以根据需要各剪掉内排锚钉的一根不用的缝线。生物力学研究显示这种固定方式具有增加失效负荷的优点，还能减少腱 – 骨间隙的形成，增加足印区的覆盖，

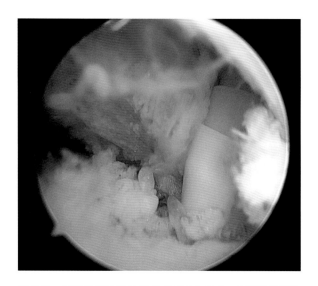

图 5.6 类穿骨肩袖修补技术（TOE-RCR）。四线缝线桥技术。关节镜下影像，侧卧位，肩峰下间隙，后侧视角。外排无结锚钉于大结节边缘以远 5~10mm 处置入

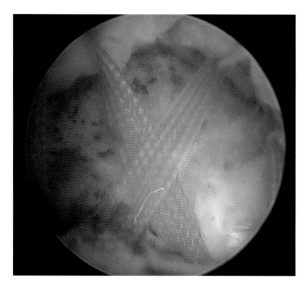

图 5.7 类穿骨肩袖修补技术（TOE-RCR）。四线缝线桥技术。关节镜下影像，侧卧位，肩峰下间隙，外侧视角。最终的缝线结构

增强腱 – 骨接触界面牢固性，并且与双排或者单排修补技术相比，其愈合环境的水密闭性更佳（Mazzocca 等，2010；Park 等，2007；Quigley 等，2013）。

临床上研究表明，类穿骨固定修补技术的效果至少不差于单排和双排修补技术（Kim 等，

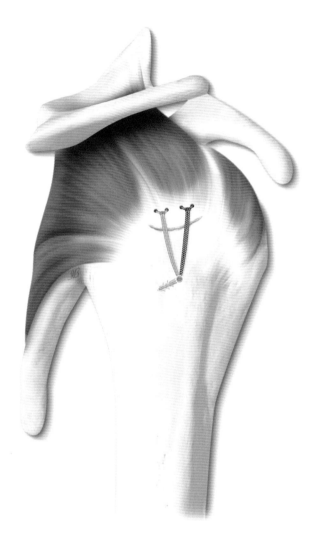

图 5.8　类穿骨肩袖修补技术（TOE-RCR）。双线缝线桥技术。该技术与四线缝线桥技术类似，但只有一个无结外排锚钉，放置于足印区外缘以远 10mm 处。若有特别需要，可将 4 根线都拉出，穿过外排锚钉的孔眼，也可以将 2 个内排锚钉的缝线各剪除一根后拉出

2012；McCormick 等，2014）。而一些大样本的研究则表明类穿骨固定修补技术具有更好的效果，如再撕裂率下降（Mihata 等，2013），愈合率上升（Gartsman 等，2013）。不过在腱性部分长度小于 10mm 的情况下，类穿骨固定修补技术的再撕裂率要明显高于单排修补技术（Kim 等，2011）。其原因在于腱性组织越短，内排的褥式缝合位置就越接近腱 – 肌界面，而这恰好是一个薄弱区。腱 – 肌界面的内排缝合失效的理念得到

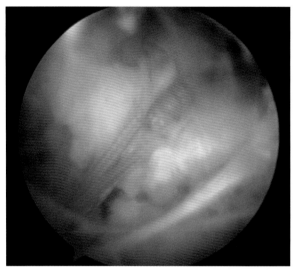

图 5.9　类穿骨肩袖修补技术（TOE-RCR）。双线缝线桥技术，关节镜下影像。侧卧位，肩峰下间隙，外侧视角。最终的缝线结构

了生物力学研究的证实（Kullar 等，2015），其结果显示与在结合部外侧 5mm 的缝合相比，在腱 – 肌界面的水平褥式缝合强度下降，后者缝隙更大，失效负荷降低。根据这个结果，新的缝合方式不断出现（Busfield 等，2008；Maguire 等，2011；Mall 等，2013；Pauly 等，2010）。

　　值得关注的是内排垂直褥式缝合的类穿骨固定技术的强度似乎比内排水平褥式缝合高得多。后者的失效负荷是 451.1N，而前者是 568.9N，此结果与以往测试的人类冈上肌腱类穿骨固定技术失效负荷测试的结果相近（Busfield 等，2008；Chu 等，2011；Kaplan 等，2011；Park 等，2007，2015；Salata 等，2013）。这两种构型之间强度差异的部分原因是垂直缝合穿过了肩袖肌腱悬索中坚强的横行纤维（Clark，Harryman 1992；Burkhart 等，1993）。肩袖悬索是冈上肌腱和冈下肌腱下表面的增厚组织：一端在冈上肌腱的前缘止于大结节，另一端横跨 2 根肌腱止于冈下肌腱的下缘（图 5.10）。其纤维横行穿梭，与冈上肌腱纤维相垂直。其作用类似于悬索桥构造，分散较薄弱的肩袖新月区的应力，并将其

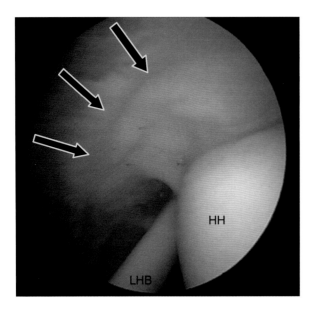

图 5.10　肩袖的悬索结构。关节镜下影像。侧卧位，关节腔，后侧视角（LHB：肱二头肌腱长头；HH：肱骨头；箭头：肩袖的悬索结构）

传导至两侧的骨性附着点（Burkhart 等，1993；Burkhart 和 Lo，2006）。这种设计可能还有其他优势：两个内排双线锚钉的水平褥式缝合占据了大部分前后向的肌腱宽度，而垂直褥式缝合主要针对内外向的组织结构，这样在线结之间就留出了更多的前后向空间，可以增加内排锚钉数量或者使用三线锚钉，从而增强内排的固定强度，提高失效负荷。

最近，有人怀疑内排打结可能会破坏肌腱血运而影响愈合（Cho 等，2011；Kim 等，2012；Yamakado 等，2010），甚至与所谓的"内侧肩袖失效"有关。更有甚者在足印区肩袖完整的情况，内排锚钉穿出行褥式缝合的部位，导致仍出现了肩袖撕裂、失效。这种情况较少出现在传统单排修补技术的再撕裂中，几乎都发生在内排腱－骨结合界面。

这种镜下缝线桥技术修复术后发生不寻常的撕裂，有几种可能的原因。首先，内排缝合处可能承受了过度的张力，最终导致腱－肌界面组织强度减弱，极易发生再撕裂。其次，在内排缝合的位置可能存在组织的扭曲和相对较早出现的缺

血坏死，使得腱－肌界面的失效比腱－骨界面更快。

因此，为了提高缝线桥修补技术的愈合率，需要采取各种手术技巧来减少这种特殊类型的失效。以下是一些技术要点：首先，要尽量避免内排的张力过大，内排缝线尽可能在腱－肌结合部以外穿过肌腱（保护腱－肌结合部）；其次，要用精准的过线工具垂直穿过肌腱以免造成肌腱的损伤（保护过线部位的肌腱）；再次，为了减少内排的组织扭曲和坏死，要合理分布内排缝线的点位，避免太多缝线过于接近；最后，还要格外重视打结的类型和力度，这也会对内排缝合的效果产生影响。

有人尝试采用不同的类穿骨技术来改善生物学效果。无结锚钉修补技术应运而生（Rhee 等，2012；Vaishnav 和 Millett，2010），也就是用无结锚钉作为内排来改善血运。

无结缝合技术与有结的区别不仅在于其内排不打结，而且无结缝合技术只需将穿过肌腱的缝线拉出，再穿过无结锚钉的孔眼，就可用于外排固定（图 5.11）。这种方法有其潜在优势：腱－骨界面之间的缝线较少，对愈合过程干扰较小；将肩袖肌腱直接压迫在骨面上，可促进愈合（Vaishnav 和 Millett 2010）。我们已经知道，关节镜下使用类穿骨缝线桥技术修复肩袖时，可以在术后早期保护已经减少了的肌腱内血供（Christoforetti 等，2012）。虽然目前认为有结修补结构的再撕裂率较高（McElvany 等，2015；Saccomanno 等，2016），但稍早期的研究发现在临床中两者的再撕裂率没有显著差异（Hug 等，2015）。

要避免或减少上述问题的发生，需要对技术进行改良，尤其是对无结构型。比如采用宽的缝线（图 5.12），这与常用的缝线不同。这种宽线能更好地在肌腱上分布压力，减少组织切割，促进"自增强"作用。还可以避免因血供受损而影响肌腱愈合。

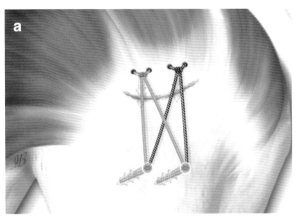

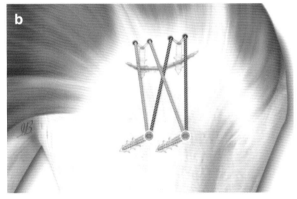

图 5.11　类穿骨肩袖修补技术（TOE-RCR）。四线缝线桥技术。无结手术（a）与打结手术（b）的区别在于其内排缝线不打结，可直接拉到外侧，穿入外排锚钉的孔眼，进行外侧固定

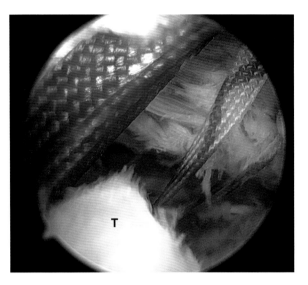

图 5.12　类穿骨肩袖修补技术（TOE-RCR）。四线缝线桥技术。关节镜下影像，侧卧位，肩峰下间隙，后侧视角。所有 4 根线带都穿过了肌腱（T）

"自增强"的理念最初来自于 Burkhart 和 Coll（Burkhart 等，2009）。众所周知"中国指套"就是一种著名的自增强系统：纵向的牵拉力越大，该系统的抓持力就越强。该理念也适用于肩袖修补技术中，有三种机制促进了缝合结构在负荷下的"自增强"。第一种机制是带状缝线压迫下肌腱的形变，会产生一种垂直于骨面的压力，随着牵拉负荷增加，压力也会增加，形成了更大的抗失效摩擦力。第二种机制是带状缝线与其接触的肌腱的楔效应。当负荷增加时，线带与骨面的成角变小，使得肌腱更紧密地贴合在骨面。第三种机制是带状缝线本身与肌腱接触面积更大（与普通缝线相比），强化了前两种机制的作用。

类穿骨固定修补技术已被证明能够改善临

床治疗效果（Toussaint 等，2011；McCormick 等，2014）。与单排或者双排技术相比，它增大了足印区接触面积和腱 – 骨界面之间的压力，其效果与经典的穿骨技术相似（Park 等，2008；Behrens 等，2012）。此外，从外侧到腱 – 肌界面之间，缝线精确合理的布置也是该技术成功的重要因素。

参考文献

Ahmad CS, Stewart AM, Izquierdo R, Bigliani LU. Tendon-bone interface motion for transosseous suture and suture anchor rotator cuff repair techniques. Am J Sports Med. 2005;33:1667–71.

Apreleva M, Ozbaydar M, Fitzgibbons PG, Warner JJP. Rotator cuff tears: the effect of the reconstruction method on three-dimensional repair site area. Arthroscopy. 2002;18(5):519–26.

Behrens SB, Bruce B, Zonno AJ, Paller D, Green A. Initial fixation strength of transosseous-equivalent suture bridge rotator cuff repair is comparable with transosseous repair. Am J Sports Med. 2012;40:133–40.

Bishop J, Klepps S, Lo IK, et al. Cuff integrity after arthroscopic versus open rotator cuff repair: a prospective study. J Shoulder Elb Surg. 2006;15(3):290–9.

Burkhart SS, Adams CR, Burkhart SS, Schoolfield JD. A biomechanical comparison of 2 techniques of footprint reconstruction for rotator cuff repair: The SwiveLock-FiberChain construct versus standard double-row repair. Arthroscopy. 2009;25:274–81.

Burkhart SS, Esch JC, Jolson RS. The rotator crescent and rotator cable: an anatomic description of the shoulder's "suspension bridge". Arthroscopy. 1993;9(6):611–6.

Burkhart SS, Lo IK. Arthroscopic rotator cuff repair. J Am Acad Orthop Surg. 2006;14(6):333–46.

Busfield BT, Glousman RE, McGarry MH, Tibone JE, Lee TQ. A biomechanical comparison of 2 technical variations of double-row rotator cuff fixation: the importance of medial row knots. Am J Sports Med. 2008;36(5):901–6.

Chillemi C, Petrozza V, Garro L, Sardella B, Diotallevi R, Ferrara A, Gigante A, Di Cristofano C, Castagna A, Della Rocca C. Rotator cuff re-tear or nonhealing: histopathological aspects and predictive factors. Knee Surg Sports Traumatol Arthrosc. 2011;19(9):1588–96.

Cho NS, Lee BG, Rhee YG. Arthroscopic rotator cuff repair using a suture bridge technique: is the repair integrity actually maintained? Am J Sports Med. 2011;39:2108–16.

Christoforetti JJ, Krupp RJ, Singleton SB, Kissenberth MJ, Cook C, Hawkins RJ. Arthroscopic suture bridge transosseous equivalent fixation of rotator cuff tendon preserves intratendinous blood flow at the time of initial fixation. J Shoulder Elb Surg. 2012;21(4):523–30.

Chu T, McDonald E, Tufaga M, Kandemir U, Buckley J, Ma CB. Comparison of completely knotless and hybrid double-row fixation systems: a biomechanical study. Arthroscopy. 2011;27(4):479–85.

Clark JM, Harryman DT II. Tendons, ligaments, and capsule of the rotator cuff: gross and microscopic anatomy. J Bone Joint Surg Am. 1992;74(5):713–25.

Duquin TR, Buyea C, Bisson LJ. Which method of rotator cuff repair leads to the highest rate of structural healing? A systematic review. Am J Sports Med. 2010;38(4):835–41.

Garofalo R, Castagna A, Borroni M, Krishnan SG. Arthroscopic transosseous (anchorless) rotator cuff repair. Knee Surg Sports Traumatol Arthrosc. 2012;20(6):1031–5.

Gartsman GM, Drake G, Edwards TB, et al. Ultrasound evaluation of arthroscopic full-thickness supraspinatus rotator cuff repair: single-row versus double-row suture bridge (transosseous equivalent) fixation. Results of a prospective, randomized study. J Shoulder Elb Surg. 2013;22(11):1480–7.

Hug K, Gerhardt C, Haneveld H, Scheibel M. Arthroscopic knotless-anchor rotator cuff repair: a clinical and radiological evaluation. Knee Surg Sports Traumatol Arthrosc. 2015;23(9):2628–34.

Ji X, Bi C, Wang F, Wang Q. Arthroscopic versus mini-open rotator cuff repair: an up-to-date meta-analysis of randomized controlled trials. Arthroscopy. 2015;31(1):118–24.

Kaplan K, ElAttrache NS, Vazquez O, Chen YJ, Lee T. Knotless rotator cuff repair in an external rotation model: the importance of medial row horizontal mattress sutures. Arthroscopy. 2011;27(4):471–8.

Kilcoyne KG, Guillaume SG, Hannan CV, Langdale ER, Belkoff SM, Srikumaran U. Anchored transosseous-equivalent versus anchorless transosseous rotator cuff repair: a biomechanical analysis in a cadaveric model. Am J Sports Med. 2017;45(10):2364–71.

Kim DH, ElAttrache NS, Tibone JE, et al. Biomechanical comparison of a single-row versus double-row suture anchor technique for rotator cuff repair. Am J Sports Med. 2006;34:407–14.

Kim JR, Cho YS, Ryu KJ, Kim JH. Clinical and radiographic outcomes after arthroscopic repair of massive rotator cuff tears using a suture bridge technique: assessment of repair integrity on magnetic resonance imaging. Am J Sports Med. 2012a;40:786–93.

Kim KC, Shin HD, Lee WY, Han SC. Repair integrity and functional outcome after arthroscopic rotator cuff repair: double-row versus suture-bridge technique. Am J Sports Med. 2012b;40(2):294–9.

Kim YK, Moon SH, Cho SH. Treatment outcomes of single-versus double-row repair for larger than medium-sized rotator cuff tears: the effect of preoperative remnant tendon length. Am J Sports Med. 2011;39(10):2091–8.

Kullar RS, Reagan JM, Kolz CW, Burks RT, Henninger HB. Suture placement near the musculotendinous junction in the supraspinatus: implications for rotator cuff repair. Am J Sports Med. 2015;43(1):57–62.

Le BT, Wu XL, Lam PH, Murrell GA. Factors predicting rotator cuff retears: an analysis of 1000 consecutive rotator cuff repairs. Am J Sports Med. 2014;42(5):1134–42.

Maguire M, Goldberg J, Bokor D, et al. Biomechanical evaluation of four different transosseous-equivalent/suture bridge rotator cuff repairs. Knee Surg Sports Traumatol Arthrosc. 2011;19(9):1582–7.

Mall NA, Lee AS, Chahal J, et al. Transosseous-equivalent rotator cuff repair: a systematic review on the biomechanical importance of tying the medial row. Arthroscopy. 2013;29(2):377–86.

Mazzocca AD, Bollier MJ, Ciminiello AM, et al. Biomechanical evaluation of arthroscopic rotator cuff repairs over time. Arthroscopy. 2010;26(5):592–9.

McCormick F, Gupta A, Bruce B, et al. Single-row, double-row, and transosseous equivalent techniques for isolated supraspinatus tendon tears with minimal atrophy: a retrospective comparative outcome and radiographic analysis at minimum 2-year followup. Int J Shoulder

Surg. 2014;8(1):15–20.

McElvany MD, McGoldrick E, Gee AO, Neradilek MB, Matsen FA 3rd. Rotator cuff repair: published evidence on factors associated with repair integrity and clinical outcome. Am J Sports Med. 2015;43(2):491–500.

Mihata T, Watanabe C, Fukunishi K, et al. Functional and structural outcomes of single-row versus double-row versus combined double-row and suture-bridge repair for rotator cuff tears. Am J Sports Med. 2013;41(10):2270–7.

Millett PJ, Warth RJ, Dornan GJ, Lee JT, Spiegl UJ. Clinical and structural outcomes after arthroscopic single-row versus double-row rotator cuff repair: a systematic review and meta-analysis of level I randomized clinical trials. J Shoulder Elb Surg. 2014;23(4):586–97.

Montanez A, Makarewich CA, Burks RT, Henninger HB. The medial stitch in transosseous-equivalent rotator cuff repair: vertical or horizontal mattress? Am J Sports Med. 2016 Sep;44(9):2225–30.

Nho SJ, Brown BS, Lyman S, Adler RS, Altchek DW, MacGillivray JD. Prospective analysis of arthroscopic rotator cuff repair: prognostic factors affecting clinical and ultrasound outcome. J Shoulder Elb Surg. 2009;18(1):13–20.

Park JS, McGarry MH, Campbell ST, et al. The optimum tension for bridging sutures in transosseous-equivalent rotator cuff repair: a cadaveric biomechanical study. Am J Sports Med. 2015;43(9):2118–25.

Park MC, Cadet ER, Levine WN, Bigliani LU, Ahmad CS. Tendon-to-bone pressure distributions at a repaired rotator cuff footprint using transosseous suture and suture anchor fixation techniques. Am J Sports Med. 2005;33(8):1154–9.

Park MC, ElAttrache NS, Ahmad CS, Tibone JE. "Transosseous-equivalent" rotator cuff repair technique. Arthroscopy. 2006;22:1360.e1–5.

Park MC, ElAttrache NS, Tibone JE, Ahmad CS, Jun BJ, Lee TQ. Part I: footprint contact characteristics for a transosseous-equivalent rotator cuff repair technique compared with a double-row repair technique. J Shoulder Elb Surg. 2007a;16(4):461–8.

Park MC, Idiadi JA, Elattrache NS, Tibone JE, McGarry MH, Lee TQ. The effect of dynamic external rotation comparing 2 footprint-restoring rotator cuff repair techniques. Am J Sports Med. 2008;36:893–900.

Park MC, Tibone JE, ElAttrache NS, Ahmad CS, Jun BJ, Lee TQ. Part II: biomechanical assessment for a footprint-restoring transosseous equivalent rotator cuff repair

technique compared with a double-row repair technique. J Shoulder Elb Surg. 2007b;16(4):469–76.

Pauly S, Kieser B, Schill A, Gerhardt C, Scheibel M. Biomechanical comparison of 4 double-row suture-bridging rotator cuff repair techniques using different medial-row configurations. Arthroscopy. 2010;26(10):1281–8.

Quigley RJ, Gupta A, Oh JH, et al. Biomechanical comparison of single-row, double-row, and transosseous-equivalent repair techniques after healing in an animal rotator cuff tear model. J Orthop Res. 2013;31(8):1254–60.

Rhee YG, Cho NS, Parke CS. Arthroscopic rotator cuff repair using modified Mason-Allen medial row stitch: knotless versus knot-tying suture bridge technique. Am J Sports Med. 2012;40:2440–7.

Saccomanno MF, Sircana G, Cazzato G, Donati F, Randelli P, Milano G. Prognostic factors influencing the outcome of rotator cuff repair: a systematic review. Knee Surg Sports Traumatol Arthrosc. 2016 Dec;24(12):3809–19.

Salata MJ, Sherman SL, Lin EC, et al. Biomechanical evaluation of transosseous rotator cuff repair: do anchors really matter? Am J Sports Med. 2013;41(2):283–90.

Sauerbrey AM, Getz CL, Piancastelli M, et al. Arthroscopic versus mini-open rotator cuff repair: a comparison of clinical outcome. Arthroscopy. 2005;21(12):1415–20.

Toussaint B, Schnaser E, Bosley J, Lefebvre Y, Gobezie R. Early structural and functional outcomes for arthroscopic double-row transosseous-equivalent rotator cuff repair. Am J Sports Med. 2011;39:1217–25.

Vaishnav S, Millett PJ. Arthroscopic rotator cuff repair: scientific rationale, surgical technique, and early clinical and functional results of a knotless self-reinforcing double-row rotator cuff repair system. J Shoulder Elbow Surg. 2010;19:83–90.

Williams G Jr, Kraeutler MJ, Zmistowski B, Fenlin JM Jr. No difference in postoperative pain after arthroscopic versus open rotator cuff repair. Clin Orthop Relat Res. 2014;472(9):2759–65.

Yamakado K, Katsuo S, Mizuno K, Arakawa H, Hayashi S. Medial-row failure after arthroscopic double-row rotator cuff repair. Arthroscopy. 2010;36:430–5.

Zumstein MA, Raniga S, Labrinidis A, Eng K, Bain GI, Moor BK. Optimal lateral row anchor positioning in posterior-superior transosseous equivalent rotator cuff repair: a micro-computed tomography study. Orthop J Sports Med. 2016;4(11):1–8.

制备穿骨隧道：如何选择 关节镜下工具

6

从字面意义理解，穿骨就是在骨头上钻孔形成一个隧道。在过去，往往通过开放手术、单个骨隧道、单排固定进行肩袖修复（Buess 等，2005；Galatz 等，2004；Harryman 等，1991）。开放修复手术的鼻祖 McLaughlin（1944）以及 Neer（1972）正是通过穿骨缝合打结来固定肩袖。

随着肩关节镜技术的发展，缝合锚钉固定已成为肩袖修复的首选方法。为了尽可能重建正常的肩袖足印区解剖结构，缝合锚钉修复技术不断的推陈出新：从早期的单排结构到后来的双排结构，再到近期人们又重新重视起来的穿骨足印区重建（Cole 等，2007；Park 等，2006；Salata 等，2013）（图 6.1）。

目前的生物力学数据表明，与单排或双排缝合锚钉修复相比，肩袖穿骨修复能够提高失效负荷，并且可以在反复的负荷加载过程中减少腱 – 骨界面缝隙的形成。至于何种修补技术更先进、临床使用效果更好，在目前的文献中仍无确切定论（详见本书第五章）。之所以推崇肩袖穿骨修复，是因其融合了关节镜手术（例如：微创）和传统开放手术固定强度的优势（Bunker 等，2011）。随着时间的推移，新科技和新技术主要聚焦于肩袖修补时骨隧道的制备，正确理解这些新技术新方案提出的初衷，以及其对修复效果的影响，是非常重要的。在过去二十年，出现了许多制备肱骨骨隧道的器械，并且有些已经作为手

术室常备器械应用于肩关节手术。还有一些器械被厂家进行了改进以便更好地辅助医生。

随着关节镜技术和设备的不断进步，已经可以实现关节镜下无锚钉穿骨技术（AT）修复肩袖。查阅文献后，可以找到使用可弯曲导针或导向克氏针（单独或配合其他装置使用）的研究报道（表 6.1），证实穿骨修复的薄弱点在于骨隧道的制备。为了解决这些穿骨修复的基本问题，不断地提出新方案，例如：改变骨隧道的几何形状、隧道方向位置和隧道增强技术。

表 6.1 就这些器械进行了说明。

在钻骨隧道之前，需要在关节镜下行常规的盂肱关节检查，并行肩峰下切除，根据肩峰骨赘大小考虑是否进行肩峰成形，肩袖组织松解和边缘清理直至显露正常腱性组织（图 6.2），然后进行足印区骨床的显露及准备（图 6.3）。

关节镜下制备骨隧道的设备

导针

巨针技术（Fleega, 2002）

巨针技术（图 6.4）主要用于肩袖修复。在某些情况下，巨针技术需要使用其他器械辅助，例如榔头敲击或电钻钻入。其优势在于这些特制的导针（巨针）能够进行腱 – 骨缝合或腱 – 腱缝

图 6.1　肩袖撕裂手术演变之路

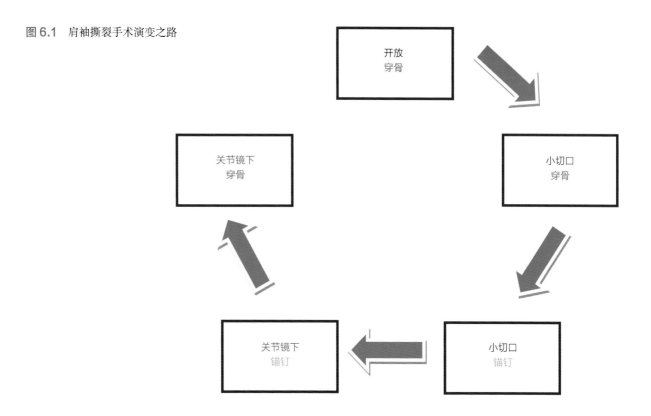

表 6.1　两种主要的关节镜下肩袖骨隧道制备装置：针及克氏针

作者	年份	隧道数量	缝线数量	工具
Fleega BA	2002	≥1 个	每个隧道 1 根	巨针
Cicak N	2006			Alter-Fit
Matis N	2006			弯曲的空心针
Fox MP	2008			弯曲的钢针
Tauber M	2008			穿骨针
H Frick	2010	≥1 个	每个隧道 1~3 根	骨针
Pellegrini A	2015	≥1 个	3 根	泰勒缝合器 +STN
Chillemi C	2017	2 个	1 根（带状缝线）	泰勒缝合器 +STN
R Garofalo	2012	≥1 个	每个隧道 2~3 根	
EM black	2015	2 个	6 根	Arthro Tunneler
BA Flanagin	2016	1~2	3 根或 6 根	
Sanders B	2016	≥1 个	每个隧道 2~3 根	穿骨针
Shea	1998	≥1 个	每个隧道 1 根	ACL 胫骨导向器
S Kuroda	2013	3 个	5 根	导向器 +3 枚克氏针
M Aramberri-Gutierrez	2015	1 个（内侧距）	2 根（1 非金属锚钉）	ACL 导向器
Baudi P	2013	1 个	3 根	Compasso
Chillemi C	2017	1 个	3 根	

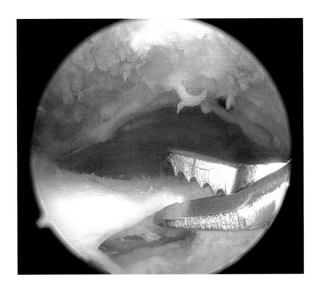

图 6.2　肩袖肌腱撕裂时，使用篮钳对肩袖断端进行清创。
　　　　关节镜下影像，后侧入路，肩峰下间隙

合，操作不受任何切口限制，导针可直接一步穿
过皮肤、肌腱和骨骼，然后进行缝合及打结。不
需要其他的植入物，并且技术操作也不复杂。

　　根据撕裂的大小，首先使用 4mm 刮匙将撕
裂的肌腱从肱骨大结节表面剥离，在足印区凿开
一个 0.5cm 宽的骨槽。然后使用关节镜探钩在骨
槽里凿出一个定位孔，作为随后巨针进入的标
志。轻微外展手术患肢的上臂，使肌腱断端与骨
槽重叠。此时，使用特殊的持针器夹持巨针穿过
肩峰前面的皮肤和三角肌，穿过全层撕裂的肌
腱。通过上臂外展角度的变化调整巨针与定位孔
的相对位置，将针尖置于定位孔内。术者一手持
患肢，另一手拿持针器，持针器夹持在巨针入孔
前 1cm 处，肘关节交替进行上臂内外旋转以配
合持针器用力向下植入巨针。若巨针的针尾没入
皮肤无法看到，可以使用器械将针尖附近的皮肤
向下、向内挤压，直到针尾从皮肤露出。然后采
用同样的方法将巨针拉出，在皮肤外将缝线剪
断。而缝合冈下肌撕裂时，巨针应从肩锁关节后
侧、肩峰内侧穿入。

　　如果撕裂较小，使用关节镜探钩从切口拉出
远端缝线，操作这一步骤时缝线需保持一定张力
以便于寻找辨认，接着用抓线钳将近端缝线从同

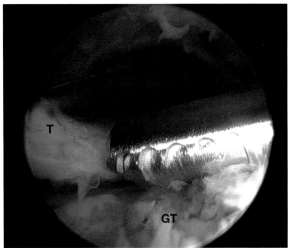

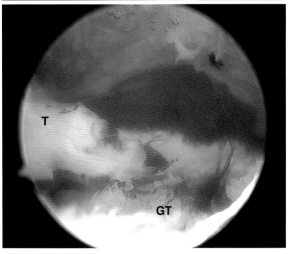

图 6.3　肩袖肌腱撕裂时的清创处理。关节镜下影像，侧卧
　　　　位，后侧入路，肩峰下间隙（GT：大结节；T：撕
　　　　裂的肩袖）

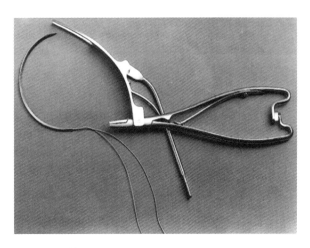

图 6.4　巨针

一切口拉出。最后在肩袖撕裂处打一滑结固定（Fleega & Sokkar，1999）。

如果肩袖撕裂较大，则需要重复一次巨针操作。在第一针后方 5mm 处穿过肩袖及骨皮质，并与第一针构成巨针复合体（一个褥式缝合和两条简单的缝线构成）。使用探钩将远端缝线从器械通道拉出。近端和远端相同颜色的缝线分别使用止血钳固定，用于简单缝合，然后从远端另一对相同颜色的缝线中各取 1 根，打 1 个方结和数个其他的结固定。

牵拉近端缝线，将方结滑入并固定在肱骨干上，完成一个褥式缝合的下半部分。使用环形抓线钳将前侧的近端缝线自肌腱上方从器械通道中拉出，将肩关节置于轻度外展位，打一个大的滑结，使用推结器将滑结推入并收紧线结。然后使用同样的方法将近端后方的缝线打结收紧。将近端相同颜色的褥式缝合的缝线从肩峰下间隙通过器械通道拉出，打一个方结，然后使用推结器推送至肩袖上方，并继续打结加固。这样就完成了环形加固的褥式缝合，可将肩袖牢牢地固定在了骨槽中。使用两个简单的缝线将肩袖断端固定，而使用褥式缝合则将肩袖组织固定在了新鲜化的骨槽中。

对于涉及两根或更多肌腱、残端回缩到关节盂上缘的大撕裂或巨大撕裂，可先进行肩袖松解。如果撕裂位于内侧，则先使用"边－边缝合"进行部分修复，后将其一道拉向外侧并应用巨针技术将其固定在肱骨大结节上。

巨针缝合还可应用于肱二头肌长头腱的固定。如果肱二头肌长头腱有扁平畸形、撕裂或者脱位，需要在关节镜下使用巨针穿肱骨固定，将肌腱固定在肱二头肌肌间沟后侧约 1cm 的槽内，可以在修复冈下肌和肩胛下肌时一起完成固定。肱二头肌长头腱远端断裂时，首先需辨认肌腱，然后通过在肩关节中部做一个 3cm 的切口，对肌腱进行编织缝合，随后用抓线钳带编织缝合肌腱的缝线从前侧入路进入、并将肌腱拖至

肱骨头处，使用巨针缝合器械将肌腱固定在已清理并新鲜化的肌间沟内。

Alter-Fit 技术（Cicak 等，2006）

通过一种穿透装置（Alter-Fit，Zagreb，Croatia）在距离大结节顶部 1.5~2cm 处开凿一个穿骨隧道（图 6.5）。隧道开口在大结节顶点与肱骨关节面之间，位于足印区中心。操作时，关节镜头应从外侧或后侧入路进入，以能完全看清足印区和肱骨大结节外侧的骨隧道开口处为宜。第 1 枚 5.0mm 的椭圆形双线锁定锚钉（DePuy Mitek, Norwood, MA）放置在足印区骨隧道出口处（图 6.6）。

缝线管理 使用特殊的缝线器（Alter-Fit），从锚钉中取出外侧的缝线（白色缝线）并从骨隧道中拉出。根据关节镜头的位置，从外侧或者前外侧入路进入，使用过线器将另一条缝线穿过冈上肌腱。锚钉上第 2 根缝线（绿色缝线），自

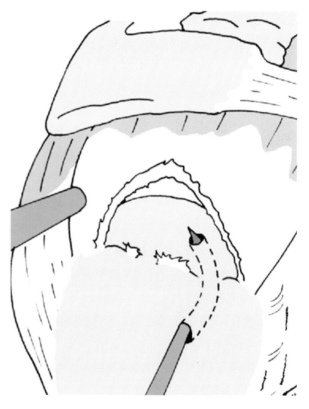

图 6.5 Alter-Fit 装置——尖锐的穿透装置

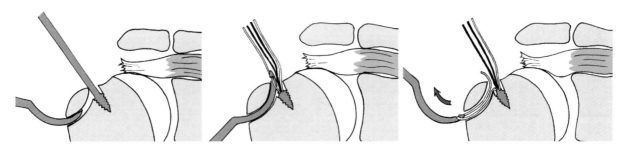

图6.6　Alter-Fit 一旦骨隧道创建，将锚钉放置在足印区的出口位置，将锚钉外侧缝线从锚钉中取出并拉出。另一根缝线通过线器则穿过冈上肌

锚钉穿过冈上肌腱作为褥式缝合的缝线。如果需要植入更多的锚钉加固，则重复上述步骤。通过外侧入路将经过骨隧道的缝线与穿过冈上肌腱的缝线打结固定。打结时上臂应处于 30°~40° 的外展位，并先使用滑结固定。穿过冈上肌腱的褥式缝合的缝线，则通过前外侧入路进行打结固定。如有多个锚钉，则继续重复上述的打结过程。

并发症/缺点　缝合锚钉修复技术的不足在于足印区骨隧道出口的定位困难及不确定性。

弧形 Hollow 针技术（Matis 等，2006）

尖头弧形的空心针（肩袖骨缝合器™，由 Resch 教授设计，Smith & Nephew）穿过皮肤和三角肌进入肩峰下（图 6.7）。在关节镜下，将空心针穿过距离肌腱外侧缘 8mm 左右的位置并准备进行褥式缝合。带着肌腱，首先将针头放在靠近软骨的骨隧道导孔中，缓慢地进行转动，将针穿入松质骨至外侧骨皮质，然后使用骨锤将针穿透外侧骨皮质。注意外侧出口应距结节水平面约 1.5cm。"带环线缆"是一枚末端有孔眼的细线缆，用以协助缝线穿出外侧骨皮质。如果空心针被骨质阻碍无法穿过，则可能需要使用血管钳夹住带环线缆缓慢地向前推进。血管钳置于线缆远端，沿近端取出肩袖骨缝合器™。留下的带环线缆中有一根不可吸收的缝线。将抓线器通过工作套管放置于骨隧道的出口，缝线的一端保持在近端，另一端穿过肌腱和骨隧道向外侧拉出。

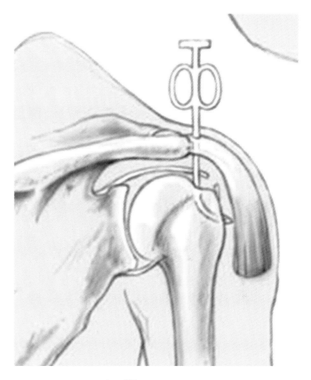

图6.7　肩袖骨缝合器™——一个钩状空心针

因为缝线位于抓线器的钩子中，因此很容易通过工作套管。在关节镜视野下使用抓线器将缝线的另一头也穿过工作套管，然后打结固定肌腱末端。建议在缝合前观察并布局好所有的缝线。因为可能需要再建立一个工作套管放置关节镜的镜头。

如果要采用褥式缝合，将空心针通过原皮肤入口再次插入，在原冈上肌腱穿过的位置向后约 1cm 处再次自前向后穿过。这次空心针从骨隧道后侧进入并穿过骨质。将一根空的线缆通过空心针穿出皮肤，并用血管钳夹持，然后从近端移除空心针。

抓线钳穿过皮肤和三角肌，沿着线缆由肩峰下方跨过骨槽时，必须确保抓线钳和带环线缆之间无软组织嵌入。在关节镜视野下，用抓线钳夹住缝线的上端沿线缆向近端拉出，可避免缝线与线缆之间没有嵌入软组织。将拉出的缝线穿过线缆的孔眼并系紧，然后将线缆从工作套管中拉出。之后就可以进行褥式缝合。使用相同的方法将另外一根缝线穿过外侧骨隧道。排布完所有缝线后，在关节镜下从中央褥式缝线开始使用滑结依次进行固定，或者，也可以在每次放置后直接打结固定。这样可以减少工作套管的使用，但是影响肌腱缝合的视野显露。

并发症 / 缺点

- 制备骨隧道时造成肩袖损伤：关节镜下缝合的缺点。

- 外侧区域准备过程中造成腋神经损伤：如果造成损伤，需要进行开放手术以修复神经，否则需要较长时间才可能自行恢复。

- 空心钉在穿过大结节时变形或折断：空心钉的破损碎片应该全部移除，因此需要在关节镜下或开放手术中取出空心钉及其的碎片。

- 骨质进入空心钉内造成阻塞：如果空心针放置到位，需要血管钳向前推送带环线。若不成功，需要取出并清理空心钉。

- 大结节损伤：此时应放弃使用空心钉或巨针，改为使用锚钉进行肩袖修补，或转为开放手术。

- 缝线造成肌腱残端切割以及无菌性肌腱坏死（Baudi 等，2013）：为了减少缺损，可更改为肌腱间缝合，也称为"边缘转换"，或者二期行肌肉转位术。

- 冲洗液造成的严重的颈部肿胀：术后要保持患者呼吸道通畅。

使用弯钢锥的穿骨纽扣技术（Fox 等，2008）

将空心弯钢锥（Arthrex, Naples, Florida）穿过在肱骨外侧骨床建立的穿骨隧道（图 6.8）。将带有缝线的肩袖纽扣置入隧道中，前部及尾部的缝线分别放置好并从前侧的通道拉出（图 6.9）。这两条缝线以纽扣为中心进行缝合，此时，至关重要的一点是在缝合前及缝合时均需反复拉紧，以确保整根缝线保持紧绷，这样在缝合肌腱时才能够保持较好的张力，起到压迫作用。这一步至关重要。外排缝线自隧道拉出后分别穿过肩袖边缘，并进行褥式缝合。使用过线器将缝线穿过肌腱，然后使用推结器打 7 个结将肌腱加压固定于骨面。这样就完成了单排固定。之后使用一个弯的过线器引导尼龙缝线穿过肌腱内侧（越过视线极限的内侧），以尼龙缝线作为牵引线，引导肩袖纽扣一根内侧缝线的其中一股穿过肌腱，并与另一股打结。这样就形成了外侧肱骨到内侧肩袖之间的褥式缝合。重复相同步骤，完成另一根内

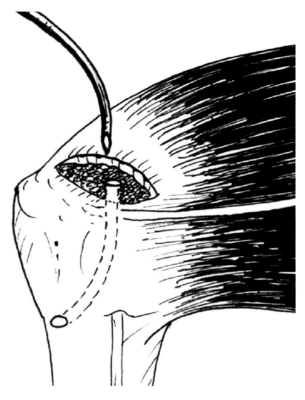

图 6.8　使用空心弯钢锥制备骨隧道

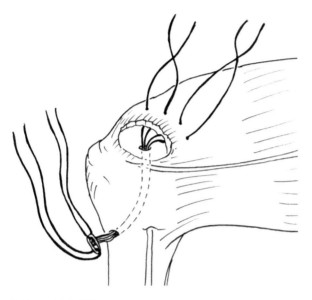

图6.9 缝线的放置

侧缝线的褥式缝合。最终的结构包括4根缝线、2个褥式缝合，将肌腱外侧稳定地固定在肱骨上，从而避免了使用双排固定。

可见，一个肩袖纽扣起到了双排固定效果，在两个方向上提供对肩袖的固定。

并发症/缺点，弯钢锥的操作均在关节镜可视下进行，尽管还未见到过使用过程中出现腋神经损伤的报道，但腋神经损伤仍然是双排固定的潜在风险。而另一个潜在的风险是无法保证外排缝线保持张力，并顺利地通过骨隧道。本书认为肱骨大结节骨质疏松不会对此造成太大的问题，因为内排多股缝线能有效降低应力。如果是较大的撕裂，可以开凿两个骨隧道并同时使用2个肩袖纽扣固定，从而避免将全部肌腱"束缚"到单个骨隧道中。而对于小撕裂，该问题并不重要，因为肩袖组织是逐渐汇聚到隧道入口的。

穿骨针（Tauber 等，2008）

在肩峰的前外侧缘经皮插入一根尖锐、弯曲部的直径为2.5mm的空心针（TransOsteo Needle，Arthrex，FL，USA）（图6.10）。在此之前，可经皮插入腰椎穿刺针，以确定合适的穿刺点。在关节镜的辅助下，判断肩袖部分撕

裂的位置。然后通过前侧入路进入关节，能够避免空心针损伤肌腱。前侧入路应位于正常肩袖组织与损伤位置的交界处上方，使用穿骨针缓慢旋转刺入足印区前方的松质骨。穿刺点应尽可能靠近肱骨头软骨区域边缘。将穿骨针引导穿到肱骨外侧骨皮质处，最后使用骨锤敲击使其突破骨皮质。出口点距离大结节水平面约1.5cm（图6.11）。

因为受到延伸的肩峰阻碍，使得穿骨针很难以理想的角度穿刺肌腱及足印区。因此，建议将前侧入路定位在肩峰的前外侧缘，通过旋转及背伸上臂来调整穿骨针进入的角度。然后移除空心针套管，将尾部带有5号缝线（Arthrex）的镍钛合金带环缝线（Arthrex）通过穿骨针经皮穿过三角肌外侧区域。用夹子固定镍钛合金缝线，将穿骨针从上方移除，将缝线留在原位。然后再从外侧入路插入工作套管，在大结节的外侧壁处使用弯的抓线钳夹住缝线。进行这一步操作时，需将关节镜镜头转移至肩峰下。接着拉出镍钛合金缝线，由于其仍在抓线钳的钩中，故很容易从外侧通道拉出。在操作过程中，重要的是保持抓线钳轻微的拉力，以免缝线滑脱。为了避免影响缝线，在肩峰外侧将穿过皮肤的缝线上端也从外侧工作套管拉出。致此，2条经过骨隧道的缝线均被从外侧工作套管中拉出。以同样的手法使用穿骨针将第2根镍钛合金带环缝线穿入同一皮肤穿刺点。然而，根据肩袖部分撕裂的范围，在肩袖撕裂的后侧用穿骨针在肌腱及足印区进针，从而

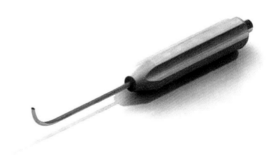

图6.10 用于关节镜下肩袖穿骨修复的弯曲空心针（穿骨针）

与先前的缝线成为连接的桥梁。同样的，当完成穿骨针在大结节上足印区的骨隧道入口定位后，移除穿刺套管，并将镍钛合金缝线引入，同时使用血管钳夹住缝线的末端放置在三角肌外侧皮肤穿刺区域下方。之后，向近端方向推出穿骨针。需要注意的是，第2根镍钛合金带环缝线内部无任何缝线。然后将钩状抓线钳伸入至肩峰下方，先前引入镍钛合金带环缝线的骨槽上方。骨槽能够确保在抓线钳及缝线之间无软组织嵌入。接着将已经从外侧工作套管中拉出的第一根缝线的近端部分放置到带环缝线中。通过这个缝合方式，当镍钛合金带环缝线与伴随的缝线一同被从外侧拉出时，就完成了整个肩袖穿骨褥式缝合。在拔出镍钛合金带环缝线之前，必须将钩状抓线钳从外侧工作套管插入并抓住线，以便能将伴随的缝

线一道从外侧套管拉出，使用推结器将缝线在大结节外侧壁打结固定。整个关节镜下肩袖部分撕裂穿骨修复就完成了（图6.12）。

并发症

不可否认，弯针操作过程较为复杂，因此需要一个具有相当经验的术者，并且学习时间也较长。然而，无论是修复全层撕裂的肩袖还是部分撕裂的肩袖，其操作的方法基本相同。在穿过肱骨大结节的过程中弯针可能发生嵌顿或者折断引起相应的并发症。如果发生这种情况，必须移除并且更换破损断裂的弯针。此外如果穿针处太过表浅，距离骨皮质太近，可能会造成大结节处的皮质骨折。

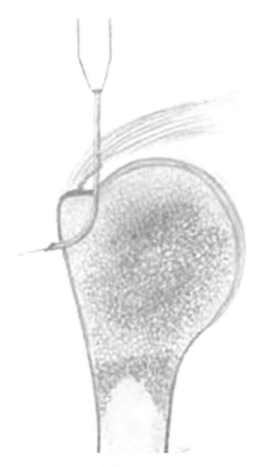

图6.11　穿骨针的穿刺

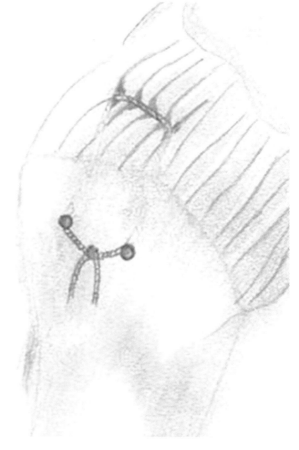

图6.12　肩袖部分撕裂穿骨修复

关节镜下穿骨针（Frick 等，2010）

在内排合适的肌腱附着骨面上使用骨穿刺器进行开口，并且在肩峰前方放置一根导针。前臂前伸内收，直到导针被插入内侧骨面开口处。关节镜下穿骨针（图 6.13）一般可能有 1~3 条缝线，缝线将跟导针一样穿过肩峰前方的皮肤和三角肌，并且随着导针插入内侧足印区预设的骨开口处，操作过程中通过调整前臂的姿势来控制骨针进入的正确角度。确定位置及角度后，在距离皮肤 1cm 处使用持针钳固定骨针并用骨锤小心敲击，使骨针穿过大结节并穿透大结节外侧骨皮质，然后将其穿出三角肌和皮肤（图 6.14）。肱骨大结节远端的骨皮质较硬，骨针无法穿过，因此需要通过调整骨针的进针角度来避开此处。过程中前臂的正确调整对骨针的进针以及操作时避免损伤腋神经至关重要。

缝线管理

使用过线器或缝合钩将缝线穿入关节镜入路，这样可以避免软组织缠绕。但是需要注意的是，在操作过程中不要损伤腋神经。可以使用适合的器械将缝线近端穿过肩袖。多种缝合固定技术均可以将肌腱修复并固定在足印区，例如褥式缝合技术、缝线桥技术或者 lasso 环技术。

如果肩袖撕裂较大需要较多的缝线用于固定，大结节的体积足够让穿刺针夹带着缝线多

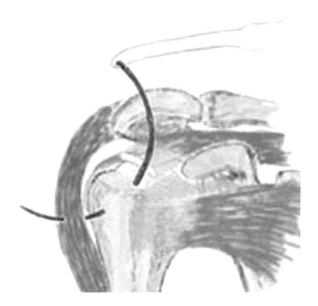

图 6.14　骨针在肱骨大结节外侧骨皮质穿出，然后穿过三角肌及皮肤

次穿过。在上臂轻微外展位下，体外打结并使用推结器，将结扣经器械套管推送到肱骨大结节表面。

可能的并发症

在操作过程中需要注意避免神经血管结构，尤其是腋神经的损伤。由于穿骨针及缝线在肱骨头出口处的位置靠近腋神经。因此，穿骨针插入角度不应该太大，避免损伤出口下方的腋神经。

此外，缝线的末段要放到工作套管处，并且不能缠绕软组织。手术过程中可能会出现大结节骨折或针头断裂，此外，该问题也可出现于开放的穿骨修复中。

泰勒缝合器的高弹性穿骨导针（STN）技术（Pellegrini 等，2015；Chillemi 等，2017）

首先定位到外侧骨皮质入口（距大结节远端 15~20mm 处），开一个约 2mm 的入口。使用泰勒缝合器（NCS Lab Srl 医疗器械公司，意大利）（图 6.15），手动插入高弹性穿骨导针（STN）（图 6.16），穿骨导针为镍钛合金针，直径 1.9mm，

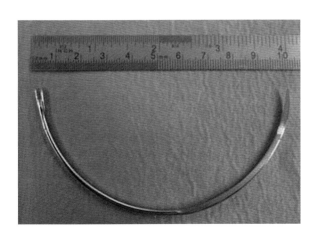

图 6.13　关节镜下使用的骨针

为记忆合金，变形后能够恢复其原始形状。因此，泰勒缝合器能够根据位置限制器的设置，在足印区形成半径不同的弯曲骨隧道，并且能同时穿过缝线（图6.17），故能够保证骨隧道光滑通畅，避免了骨隧道内成角，降低了间隙形成的风险。其所属公司还曾提出更新的版本：改进版泰勒缝合器（图6.18），采用不同的小型瞄准器，具有出色的操控性和精确度。新的瞄准器使得在

肩关节内定位进针的位置和方向更加轻松及准确，并且不需要在进针前进行测量定位。隧道直径为3mm，为光滑通畅的曲形。

定位器上的导针使术者能够预估骨隧道内侧的出口位置。此外，泰勒缝合器还有三个附加工具：插入器、打孔器和用于装配/移除高弹性穿骨导针的多功能工具。打孔器可用于评估骨量，以避免造成肱骨外侧皮质骨折。然后，用STN针（有一个靠近针尖的小孔）一步通过骨隧道，便于将缝线拉入其中。

导向克氏针

前交叉韧带胫骨钻孔导向器（Shea，Jennings，1998）

在肩峰成形术后，使用改良的前交叉韧带胫骨钻孔导向器从肱骨干骺端交界处向肱骨大结节方向钻2个或多个骨隧道（图6.19）。

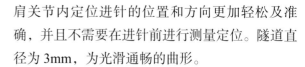

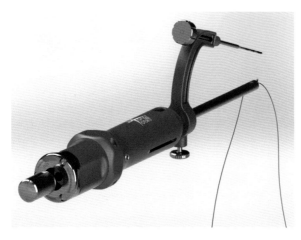

图6.15   Taylor 缝合器

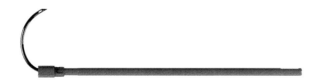

图6.16   高弹性穿骨导针（STN）

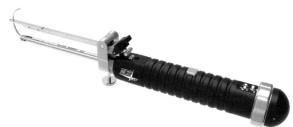

图6.18   改进版泰勒缝合器

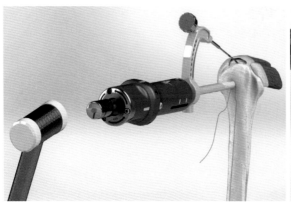

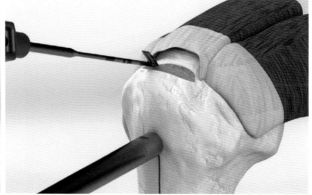

图6.17   泰勒缝合器能够在足印区开凿一个骨隧道并使术者能够预判内侧的骨隧道出口

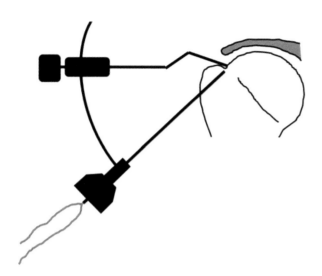

图6.19 前交叉韧带胫骨钻孔导向器

缝线管理

将缝线穿过这些骨隧道，并使用空心针将缝线穿过肩袖。打结固定后检查肩袖修复情况。该技术具有以下优势（与当下关节镜下肩袖修复的其他方法相比）：①与锚钉缝合不同，该方法的固定强度不需要依赖于肱骨大结节骨量（因为大多数时候，患者存在骨质疏松）；②缝线很容易穿过肩袖而不依赖于复杂的过线器；③打结时不需要关节镜打结器的辅助；④一些应力学研究发现这种新方法的固定强度与传统开放修复的固定强度相同。

前交叉韧带导向器和软组织锚钉（Aramberri-Gutierrez 等，2015）

建议使用标准的后侧入路插入关节镜进行观察。在肩袖间隙位置从外向内穿刺做前侧入路。该入路的直径应该足够允许前交叉韧带（ACL）导向器通过（Acufex Director 前交叉韧带系统；Smith & Nephew，Andover，MA），直径约为8mm。导向器远端导臂进入到达内侧肱骨头的腋窝水平。需要注意导向器笔直的部分与光滑弯曲的肱骨头不匹配可能会导致导向器滑动移位。导向器应该向下沿着盂肱前韧带的方向，到达其在肱骨腋窝水平的止点位置。然后在关节镜的引导下，将导向器臂抵在关节软骨旁的骨皮质上。

接下来，在足印区肩袖缺损的位置穿刺，作前外侧入路。导向器的近端部件从该处进入并在肩袖足印区上合适的位置进行定位。在导向器定位完成之前，强烈建议对肱骨大结节进行新鲜化处理直到松质骨表面渗血，从而实现更好的腱骨愈合。一旦导向器正确定位，就可以通过使用它的铰牙锁定系统来稳定导向器。

最后使用后侧入路观察导向器在肱骨头和大结节的定位。如果位置正确，就引入 2.4mm 钻头（Acufex Director ACL 系统）钻开一条骨隧道（图 6.3）。在穿过肱骨内侧骨皮质的时候需要特别注意，因其出口在肱骨头水平，故应避免破坏下方关节囊，尽量减少腋神经损伤的风险。

将 1 根 2.3mm 全缝线锚钉（Iconix；Stryker Endoscopy，San Jose，CA）加压插入骨隧道直到完全穿过内侧肱骨头。通过后侧入路能够看到锚钉尖端穿透骨皮质，然后通过牵拉近端缝线将锚钉展开。可以在关节镜下检查锚钉固定强度和稳定性。肩袖剩余部分可根据术者更擅长的方式进行缝合修补。

钻孔导向器 +3 枚克氏针（Kuroda 等，2013）

特殊的钻孔导向器放置在内侧足印区边缘，将 3 枚带孔克氏针（直径为 2mm）朝大结节上方大约成 55° 插入（图 6.20）。组织抓钳从前外侧入路将肩袖断端向外侧拉至足印区，克氏针继续进针直至穿透肩袖组织及皮肤（图 6.21）。一根 135cm 长的连接着 2 号聚酯缝线中心点的尼龙线分别穿过前后克氏针的小孔，一根连续打过两个线环的尼龙线从中间的克氏针小孔穿出。之后这些缝线分别穿过肩袖、骨隧道，并从大结节下方穿出，然后从工作套管中被拉出。前后骨隧道的聚酯缝线分别拉出剪断，一端拉向上方和同一线端打结做桥接固定，线结应位于大结节的下缘。中央的尼龙线环和前后骨隧道上方的聚酯缝线一端从前外侧入路套管拉出。然后使用尼龙线

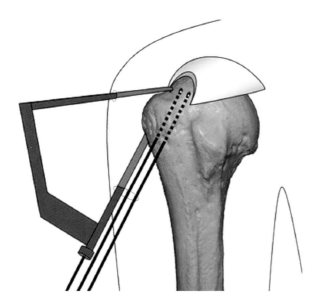

图 6.20　特殊的钻孔导向器放置在内侧足印区边缘，将 3 个带有钻头的克氏针（2mm）从大结节上方 55° 方向插入

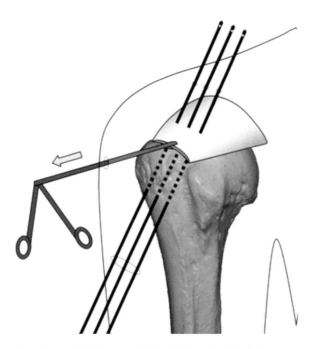

图 6.21　从前外侧入路抓钳伸入肩袖，将肩袖残端向外侧牵拉，克氏针继续进针直至穿透肩袖及皮肤

环引导，同时把 65cm 长的 2 号聚酯缝线分别穿过中间的骨隧道，从下方入路拉出。将前后聚酯缝线的两端分别进行肩袖的褥式缝合，使用推结器打 3 个方结固定，使线结位于大结节处。长度

为 65cm 长的 2 号聚酯缝线两端也打 3 个方结做桥接固定。前后骨隧道的上方缝线不能直接经下方入路拉出，应先经过前外侧入路，然后从下方入路拉出并打结固定。再通过 3 个半结加固褥式缝合和桥接缝合的强度。也就是说，肩袖通过 2 个褥式缝合及 3 个桥接缝合完成了修复。缝合后还可以继续应用钻孔导向器穿过肩袖，以便添加更多的褥式缝合和桥接缝合。当肩袖撕裂的前后撕裂距离超过 3cm 时，必须添加两个额外的桥接缝合。

关节镜钻孔器（Garofalo 等，2012；Black 等，2015；Flanagin 等，2016）

　　将一个特殊的钻孔导向器从前上方入路插入，在紧贴关节面的位置钻一个约 2.9mm 的内侧骨隧道。接着通过前外侧入路置入一个能允许骨隧道交通的装置（Arthro Tunneler）（图 6.22）。当装置被放置到合适的位置时，就从外侧钻出与之横向交叉的长度为 2.5mm 的骨隧道。横向骨隧道的位置在大结节顶端下方约 1.5cm 处。通过 Arthro Tunneler 装置孔引入带缝线的缝线导入器。Arthro Tunneler 环移到取出位置，并且移除缝线导入器，此时留下的缝线通过骨隧道穿过大结节。该装置通过内侧骨隧道取出缝线，完成缝线的穿过。留下的缝线用作导线，协助剩余 2 条或 3 条缝线通过骨隧道。所有穿骨缝线一般先放在骨隧道中，然后使用不同的工具穿过肩袖。根据撕裂尺寸，可以创建 1 个甚至 4 个骨隧道来修复撕裂；此外，可以根据术者的偏好使用不同的缝合打结方式。每一次钻孔，均可以使用肩峰附近的上方入路，以便于在关节边缘进行垂直钻孔。下方入路（肩峰外侧约 2~4cm 处，与上方入路方向一致）可用于外侧钻孔以通过大结节。使用 2.9mm 的钻头通过上方的入路垂直于关节边缘从内侧开始钻骨隧道孔。将 Arthro Tunneler 引入垂直的骨隧道，便于在横向水平 2.5mm 直径钻孔，定位于外侧（距大结节外侧缘约 1.5cm

处）并与垂直钻孔相交叉（图6.23）。外侧钻孔
应尽可能位于大结节的外侧及远端，以获得最大
的骨强度以抵抗缝线的剪切力。

通过抓线器将引线放入装置，用引线将3根
不可吸收编织缝线穿过每个骨隧道。然后使用过
线器将它们穿过肩袖组织。缝线打结固定方式根
据撕裂的大小和形状而变化。使用标准关节镜下
打结，将结放置在内侧骨隧道上以保持肌腱在内
侧骨边缘的最大张力。

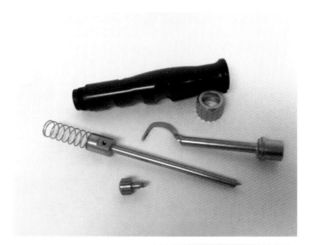

穿骨装置

骨隧道穿孔器（用于张力手术，chattanooga，
TN）是一种可重复使用的设备，可以准确可靠
地穿过肱骨，并且除回收过程简单外，还能够传
递和取回缝线，减少了操作的步骤及难度（图
6.24）。类似于Arthro Tunneler，但不同之处是通

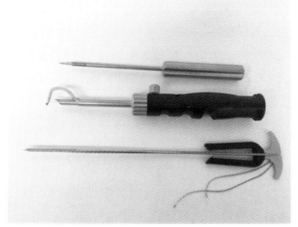

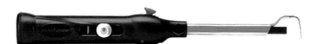

图 6.22　Arthro Tunneler

图 6.24　骨隧道穿孔装置

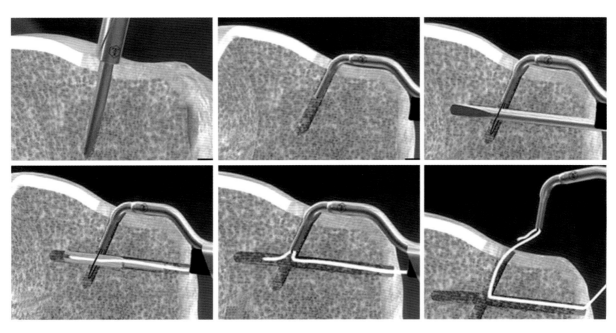

图 6.23　Arthro Tunneler 关节镜下钻孔技术

过紧密的缝线而不是钻孔的骨隧道来增加机械强度（Sanders，2016）。

Compasso 装置技术（NCS Lab Srl 医疗器械厂，意大利）（Baudi 等，2013；Chillemi & Mantovani，2017）

一种名为 Compasso（NCS Lab Srl，医疗器械厂，意大利）的专用仪器被设计用来制备骨隧道，旨在简化和加速手术过程，避免对软组织的损害。最初版本的仪器（Baudi 等人，2013）（图 6.25）是首先在足印区近端钻直径为 3mm 的孔，然后组装导向器，通过导向器在距离大结节远端外侧边缘 3cm 处钻 1 个直径为 3mm 的骨隧道。然后缝线传递针可以通过 Compasso 穿过骨隧道。

最新版本的 Compasso 近期才有相关报道（Chillemi & Mantovani，2017）（图 6.26）。最新版本的 Compasso 放置在冠状位水平，近端开口器的尖端（具有尖锐顶端的部分）与骨隧道出口相对。近端开口器的插入角度应为 30°~45°，根据肩峰突出的大小决定。使用骨锤将其敲入至器械套管扩大部（器械限制进入）。将远端的开口器（2）插入远端套管，然后将这些部件组装在 Compasso 主体上，直到开口器尖端抵达肱骨外侧骨皮质。为了正确插入，应对准套管和主体的激光标记点。操作时，先松开主框架上的锁定环，然后设定远端和近端套管之间的角度，以

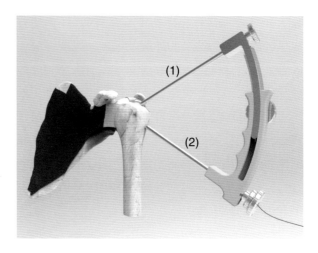

图 6.26　最新版本的 Compasso。近端冲击头的尖端（1）与骨隧道出口相对；远端冲击头的尖端（2）抵在肱骨外侧骨皮质上，缝线传递线由一个近端线锁放置在远端位置

便将远端开口器尖端朝向大结节边缘 12~15mm 处，位置确定后再锁紧锁定环。头尾角度被固定，直到开口器（2）插入骨皮质。而设备的前后角度应该在插入皮肤之前就确定。使用骨锤敲击直到远端开口器（2）穿透肱骨外侧骨皮质几毫米，以稳定定位导向器，然后提起近端开口器（1）直到看到镭射标记点为止。敲击远端套管 2 直到其与 Compasso 主体接触，从远端套管中取出远端内部冲击头。将导线（USP 1 型或 2 型 PDS 线）穿过远端套管直至其停止。将缝线锁定器（具有圆形顶端的部分 1）插入近端套管 1，然后将其拧紧以稳定地抓住导线。拉动导线外部的一端检查导线是否被锁定。从 Compasso 主体上取下远端套管。将导线和 Compasso 从骨隧道的内侧入口一并拉出。

骨皮质增强装置

当认为足印区存在骨质疏松时，可以使用骨皮质增强装置来增加缝合稳定性，降低缝线切割的风险，上文已经介绍了一些骨皮质增强装置。

袖扣（DePuy Mitek, Raynham, Massachu-

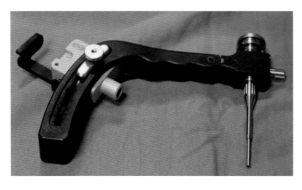

图 6.25　最初版本的 Compasso

setts）（图 6.27）钻孔完成后，将穿线导针穿过骨隧道，使用关节镜下推结器将袖扣装置沿导线置入到骨表面。将装置固定到大结节外侧后，使用导线将固定用的缝线穿过袖扣装置和骨隧道。然而，这种术中确定骨量的评价是主观的，对大结节骨量的不正确评估可能导致缝线切割并且脱出的发生。

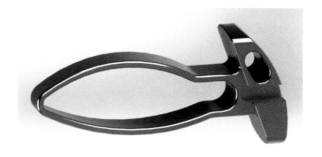

图 6.28　Sharc-FT

Sharc-FT

Sharc-FT（NCS Lab Srl 医疗器械厂，意大利）（图 6.28）由商业用纯钛制成，可以通过两个分开的孔眼携带不同的缝线，甚至可以重建经典的穿骨缝线环，其优点是可以将缝线从骨皮质中分离出来。其作为植入物具有弹性，能撑开隧道，提供放射状的固定强度（初级稳定）。其在 X 线下不会透过射线，故能够在术后摄片观察。

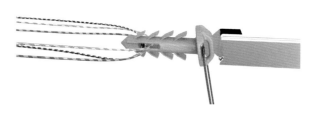

图 6.29　Elite-SPK

Elite-SPK（NCS Lab Srl 医疗器械厂，意大利）（图 6.29）该装置能够增强结构强度并保护骨骼免受过度应力的影响。是一种由 PEEK 制成的植入物，具有两个分开的孔眼：尾孔在肱骨外侧骨皮质外部，头端的孔较小，孔中预置了缝线。沿着植入物的主体附着多个稳定翼，其与宽大的支撑尾部结合，能够保证植入物早期的最佳稳定性。

过线针只要一个步骤就能穿过（配套的 STN® 穿过骨隧道），可以将缝线与植入物前部相接，且应根据撕裂尺寸选择穿过的缝线数量。

参考文献

Aramberri-Gutierrez M, Martınez-Menduina A, Valencia-Mora M, Boyle S. All-suture transosseous repair for rotator cuff tear fixation using medial calcar fixation. Arthrosc Tech. 2015;4(2):169–73.

Baudi P, Rasia Dani E, Campochiaro G, Rebuzzi M, Serafini F, Catani F. The rotator cuff tear repair with a new arthroscopic transosseous system: the Sharc-FT. Musculoskelet Surg. 2013;97(Suppl 1):57–61.

Black EM, Lin A, Srikumaran U, Jain N, Freehill MT. Arthroscopic transosseous rotator cuff repair: technical note, outcomes, and complications. Orthopedics. 2015;38(5):e352–8.

Buess E, Steuber KU, Waibl B. Open versus arthroscopic rotator cuff repair: a comparative view of 96 cases. Arthroscopy. 2005;21(5):597–604.

Bunker TD, Keenan J, Lee C. Arthroscopic transosseous rotator cuff repair: a cautionary tale. Should Elb. 2011;3:202–4.

Chillemi C, Mantovani M. Arthroscopic trans-osseous rotator cuff repair. Muscles Ligaments Tendons J. 2017;7(1):19–25.

Chillemi C, Mantovani M, Osimani M, Castagna A. Arthroscopic transosseous rotator cuff repair: the eight-shape technique. Eur J Orthop Surg Traumatol. 2017;27(3):399–404.

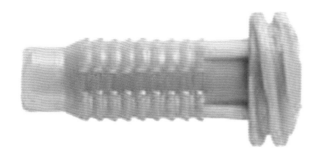

图 6.27　袖扣

Cicak N, Klobucar H, Bicanic G, Trsek D. Arthroscopic transosseous suture anchor technique for rotator cuff repairs. Arthroscopy. 2006;22(5):565.e1–6.

Cole BJ, ElAttrache NS, Anbari A. Arthroscopic rotator cuff repairs: an anatomic and biomechanical rationale for different suture-anchor repair configurations. Arthroscopy. 2007;23(6):662–9.

Flanagin BA, Garofalo R, Lo EY, Feher L, Castagna A, Qin H, Krishnan SG. Midterm clinical outcomes following arthroscopic transosseous rotator cuff repair. Int J Shoulder Surg. 2016;10(1):3–9.

Fleega BA. Arthroscopic transhumeral rotator cuff repair: Giant needle technique. Arthroscopy. 2002;18(2):218–23.

Fleega BA, Sokkar SH. The giant knot: a new one-way self-locking secured arthroscopic slip knot. Arthroscopy. 1999;15:451–2.

Fox MP, Auffarth A, Tauber M, Hartmann A, Resch H. A novel transosseous button technique for rotator cuff repair. Arthroscopy. 2008;24(9):1074–7.

Frick H, Haag M, Volz M, Stehle J. Arthroscopic bone needle: a new, safe, and cost-effective technique for rotator cuff repair. Tech Should Surg. 2010;11:107–12.

Galatz LM, Ball CM, Teefey SA, Middleton WD, Yamaguchi K. The outcome and repair integrity of completely arthroscopically repaired large and massive rotator cuff tears. J Bone Joint Surg Am. 2004;86(2):219–24.

Garofalo R, Castagna A, Borroni M, Krishnan SG. Arthroscopic transosseous (anchorless) rotator cuff repair. Knee Surg Sports Traumatol Arthrosc. 2012;20(6):1031–5.

Harryman DT 2nd, Mack LA, Wang KY, Jackins SE, Richardson ML, Matsen FA 3rd. Repairs of the rotator cuff: correlation of functional results with integrity of the cuff. J Bone Joint Surg Am. 1991;73(7):982–9.

Kuroda S, Ishige N, Mikasa M. Advantages of arthroscopic transosseous suture repair of the rotator cuff without the use of anchors. Clin Orthop Relat Res. 2013;471(11):3514–22.

Matis N, Hübner C, Aschauer E, Resch H. Arthroscopic transosseous reinsertion of the rotator cuff. Oper Orthop Traumatol. 2006;18(1):1–18.

McLaughlin H. Lesions of the musculotendinous cuff of the shoulder. J Bone Joint Surg. 1944;26:31–51.

Neer CS 2nd. Anterior acromioplasty for the chronic impingement syndrome in the shoulder: a preliminary report. J Bone Joint Surg Am. 1972;5:441–50.

Park MC, Elattrache NS, Ahmad CS, Tibone JE. "Transosseousequivalent" rotator cuff repair technique. Arthroscopy. 2006;22(12):1360.e1361–5.

Pellegrini A, Lunini E, Rebuzzi M, Verdano M, Baudi P, Ceccarelli F. Arthroscopic rotator cuff tear transosseous repair system: The Sharc-FT using the Taylor Stitcher. Arthrosc Tech. 2015;4(3):e201–5.

Salata MJ, Sherman SL, Lin EC, Sershon RA, Gupta A, Shewman E, Wang VM, Cole BJ, Romeo AA, Verma NN. Biomechanical evaluation of transosseous rotator cuff repair: do anchors really matter? Am J Sports Med. 2013;41(2):283–90.

Sanders B. Novel reusable transosseous tunnel based soft tissue repair techniques about the shoulder: a rational, value based approach. MOJ Orthop Rheumatol. 2016;5(1):00164.

Shea KP, Jennings JE. Arthroscopic rotator cuff repair using a transhumeral approach to fixation. Arthroscopy. 1998;14(1):118–22.

Tauber M, Koller H, Resch H. Transosseous arthroscopic repair of partial articular-surface supraspinatus tendon tears. Knee Surg Sports Traumatol Arthrosc. 2008;16(6):608–13.

骨隧道：是怎样一种关节镜技术

随着时间的推移，科学和技术不断发展，肩袖修补技术主要聚焦于骨隧道的制备。正确理解提出这些新技术和新方案的初衷，以及它们对修复效果的影响，是非常重要的。

有些学者认为，穿骨修复的难点在骨骼方面，并提出了各种解决方案，试图通过骨隧道位置、骨隧道的几何形状、骨隧道/缝合布局和增加骨隧道数量来解决这一基本问题。

骨隧道位置

有学者对 45 具老年尸体（死亡时平均年龄63 岁）的新鲜冷冻肱骨标本进行了关于不同经骨缝合方式对固定的即刻强度影响的研究。当缝合处位于大结节尖端较远处或缝线系在较宽的骨桥上时，极限强度（抗折强度）显著增强（P<0.05）（Caldwell 等，1997）。

骨隧道 / 缝合布局

骨隧道的形状是在穿骨的时候必须仔细考虑的一个几何方面的因素。骨隧道形状的改变，可以很好地体现穿骨技术的演变：从直线（图7.1）到折线（图 7.2），最后转变成光滑弧线（图7.3）。最初的方案是为了能在关节镜下完成穿骨手术。锐利的角度会造成缝线接触界面不牢固，

并可能具有双重影响：可能破坏缝线或骨隧道。因此，必须制备光滑的骨隧道。如果使用骨隧道增强装置，那么它必须能在直接撞击中保护骨隧道。为了提高骨隧道在任何条件下的生物力学性能，并提供更大的即刻稳定性，骨隧道的数量（以及相关的缝线数量）也是一个需要仔细考虑的重要参数。此外，将各种缝线连接在一起以形成分担负荷结构，也能均匀分配张力。

一些研究数据表明，建立多个固定点，可以减少每个固定点的负荷，而且软组织所受到的切割负荷也会减少（Denard 和 Burkhart，2013）。由于受到骨床大小的限制，即便使用多线缝合锚钉，固定点的数量也会受到限制。缝线的布局可能具有基础性作用，有研究（Kummer 等，2013）表明，使用 Xbox 结构进行穿骨肩袖修复，其强度和稳定性与关节镜下类穿骨缝线桥技术相似。在尸体标本的研究中，无一例在实验的循环负荷加载中出现灾难性破坏，这意味着在结节和肌腱界面上有较好的应力分布。在研究中采用的技术，是在每个骨隧道中使用 3 条缝线，以分散肌腱所受的张力，并且降低骨界面水平的局部应力。

骨隧道增强

用一种塑料纽扣样装置进行骨皮质增强，穿

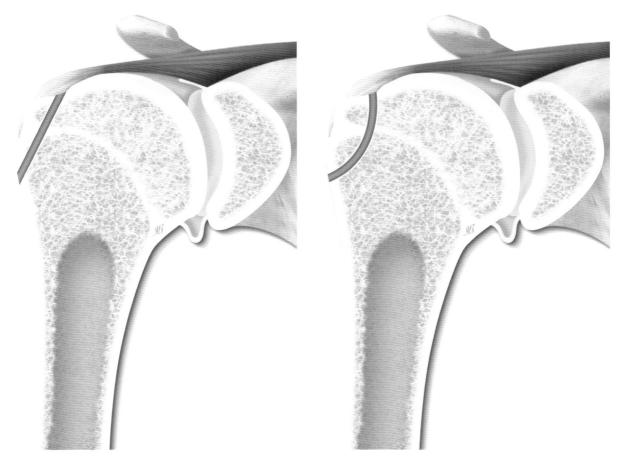

图 7.1　骨隧道形状：直线　　　　　　　　　　　　　　　图 7.3　骨隧道形状：光滑弧线

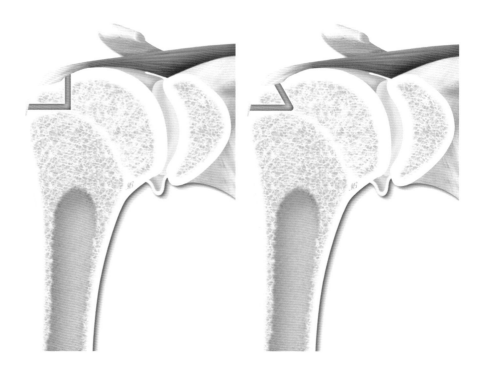

图 7.2　骨隧道形状：折线，
　　　　注意不同的角度

骨缝线在这个装置上打结，此时极限强度可增加约 1.9 倍（Caldwell 等，1997）。缝线在肱骨外侧的位置越靠近远端，相对应的平均骨皮质越厚，最终的穿骨修复强度也越大。在不影响肱骨大结节完整性的情况下，此生物力学装置创建了四个独立的孔（直径为 4mm），所增加的 UTS 值在近 – 远方向为 10~30mm，前后方向为 5~10mm。

其他作者（Gerber 等，1999）也支持这种理论，他们描述了一种横向聚合扩大结合改良的 Mason-Allen 缝合法，以进一步改善传统的穿骨修复，并克服骨质疏松所造成的局限。文献中还介绍了一种使用 ArthroTunneler（Tornier，Edina，MN）（Garofalo 等，2012）装置的穿骨技术。这种装置的主要特点在于骨隧道的形状和外侧孔的深度。其他学者（Garrigues 和 Lazarus，2012 年）也描述了同样的技术：袖口一体化（DePuy Mitek, Raynham, MA）。该装置是一种由空心塑料不可吸收聚合物制成的沟槽，插入骨隧道的外侧，覆盖骨隧道的边缘，缝合时使其呈一个锐角围绕肱骨大结节。在文献中，（根据他们的经验）给出了一个适应证是：撕裂大于 1 条肌腱，修复的 3 个骨隧道间隔 1cm。

骨隧道的几何形状

有学者发明了一种有趣的替代穿骨技术（cicak 等人，2006），使用单排缝合锚钉可以更好地重建生物学足印区，并可增加修复强度。骨隧道通过大结节，使用锐利的穿透器（Alter-Fit）自大结节顶部向远端 15~20mm 处穿入，于大结节尖端和肱骨头关节面之间穿出，并通过在足印区出口处置入一枚 5mm 锚钉（Spiralok, DePuy Mitek, Norwood, MA）来完成。

该方法与前一种方法的主要区别是骨隧道形状（采用曲线形骨隧道而不是直线），且增强装置位于足印区而非结节外侧。这些技术在骨隧道

侧向深度方面有很好的一致性。很多学者都指出合适的工作距离应为 10~20mm。可以用两种类似的方法（Tauber 等，2008 年）进一步增强这种理念：在结节的外侧或弧形骨隧道上增加钢板固定。使用缝线钛板（SutureButtons®, Arthrex, Naples, FL）联合直径为 2.5mm 的弧形锐切空心针（TransOsteoNeedle, Arthrex, Naples, FL）。在该技术中，外侧入口位于足印区外侧边缘以远 1.5~2cm 处。第二条骨隧道距前一条 15mm，出口靠近关节软骨。有趣的是，他们发现这种技术的生物力学测试结果与类穿骨技术相当，并且可在早期阶段减少间隙的形成。由此可认为，减少早期间隙的形成对康复早期阶段的修复愈合十分重要。

Randelli 等人在 2017 年发布了一项Ⅰ级研究，表明无锚钉（ArthroTunneler）技术和锚钉技术之间没有显著差异。然而，研究显示穿骨手术的术后疼痛减轻速度更快，由此他们认为穿骨修复可能能改善肩袖修复效果。其他学者（Kilcoyne 等，2017）对类穿骨技术和穿骨技术（用 ArthroTunneler 进行修复）进行比较后认为：类穿骨技术的平均失效负荷高于穿骨技术，其代价是可能在肌肉肌腱联合处的内侧锚附近出现难以处理的失效，这可能会使翻修变得困难。这一理论也在其他文献中有所报道（Mantovani 等，2016；Sano 等，2017）。在此基础上，仔细评估在生物力学机制下间隙形成的动态过程是非常有意义的。穿骨手术的间隙在早期形成的最多以适应修复，此后逐步稳定，间隙形成的进展缓慢。为了减少这种效应，可以增加缝线、在骨隧道中交叉缝线（Kilcoyne 等，2017）、采用缝合带（增加缝线和采用缝合带都可以增加线和骨之间的接触面积，这是穿骨修复中需要考虑的关键因素）和构建一个光滑的曲线形骨隧道（Mantovani，2016）。

"临床最佳生物力学强度"是 Kilcoyne 等在 2017 年提出的一个新理念，这一理念引起了大家的兴趣。它意味着强度、刚性和运动、伸长率

的平衡，均应类似于人体内的环境。

原始的穿骨固定需要寻找一个骨质相对较好的区域，有文献（Aramberri-Gutierrez 等，2015）提出了一种替代方案：在肱骨距放置所有的缝合锚钉。采用前交叉韧带导向器（Acufex Director ACL system, Smith & Nephew, Andover, MA）与全缝合 Iconix 系统（Stryker Endoscopy, San Jose, CA）结合的方式建立骨隧道。此建议被认为可能是对传统的足印区固定方法的改进，因为肱骨距的骨皮质更厚，因此能够保证更高的初始张力，进而使间隙形成得更少。也有研究者提出了另一种替代方法：通过定制导向器将 3 枚克氏针从外侧置入。

对于上述内容，他们强调了一些关键步骤：对足印区进行去皮质化，外侧入口的深度定位于距肱骨大结节顶端约 18mm 处，制备直线形的骨隧道。

在一项临床研究中提出的新技术（Baudi 等，2013）展示了一个特制的导向器（Compasso®，NCS Lab，意大利），与一套增强系统（Sharc-FT, NCS Lab，意大利）联合使用。这项技术的发展（Chillemi 等，2017）展示了这个手术的主要特点：外侧开口 15~20mm，配以增强系统（可加载多条缝线的缝合平台）的锋利骨隧道，并将缝线与骨进行隔离（内部和外部小孔）。上述方法也可以有所改变，使用泰勒缝合器（NCS Lab，意大利）（Pellegrini 等，2015；Chillemi 和 Mantovani，2017）分别与金属和聚合物增强装置、缝线和缝合带（纯穿骨）相结合。单纯的穿骨修复（无增强装置）与缝合带的结合被认为可以替代锚钉修复（从生物力学的角度）（Hinse 等，2016）。

插入点在距大结节外侧缘 2cm 处（在多个锚钉已经放置的特殊翻修情况下，可以根据需要进一步降低），骨隧道宽 1.9mm。所采用的装置通过 1 根镍钛针制备一个光滑的弧形骨隧道。该方法具有很好的灵活性，并且可以在足印区创

建多个平行或相交的骨隧道，提供多个固定点。由于该装置的稳定性不依赖于足印区的骨皮质层，可以和过去一样（开放穿骨手术）进行深度地去皮质化，例如 Kuroda 和 Coll 在术中的操作（Kuroda 等，2013）。

正如以前的文献所报道的那样，开放的骨隧道虽然有益于血液和细胞供应，但是在这种手术中，修复区域也会发生大量的出血。在装置上（或通过骨隧道）的缝线数量并非预先确定的，而是可以灵活调整的，这取决于损伤的大小和形态。该装置的外侧远离关节软骨，可以增强骨隧道，以更有效的方式重新分配接触压力，并提供一个不依赖于骨密度的可靠约束（Mantovani 等 2014 年）。这一理论与因外侧干骺部骨固定（通过腋神经上方的外侧通道）的机械强度不足，不建议在关节镜下修复肩袖的观点不同（Denard 和 Burkhart，2013 年）。

使用 Sharc-FT 装置进行骨皮质固定的穿骨手术得到了满意的临床结果，证明了该装置的有效性（Baudi 等，2013）。拉长的骨隧道形状允许缝线出口点靠近足印区，减少了装置与软组织之间的距离，这是动态试验条件下间隙形成的主要原因。最重要的是，整个缝线是一起向后方连接的，正如许多研究者所证明的那样，这有助于分担载荷，避免局部应力峰值，并可提供优越的稳定性。

几篇文献已经明确表明，交叉方式的缝合结构（Barber 和 Drew，2012；Salata 等，2012）可以进一步增加接触面积，并优化在穿骨手术中的应力分布，可以与双排技术相媲美。

在置入内排锚钉时，施加的压力应为能够防止界面滑动的最小值，如果影响到组织的回缩和相关移动，则应将内排锚钉置于软骨边缘的对应位置。

最近有研究者（Sanders，2016 年）介绍了另一种新的骨隧道技术。交叉骨隧道的直径（钻孔和压紧）分别为 2.9mm 和 1.9mm。其中强调

了采用可重复使用的材料以节约成本。

总之，穿骨缝线应位于距离大结节尖端至少10mm处，并将其绑在至少10mm宽的骨桥上，可以提高肩袖修复固定的强度。当遇到严重的骨质疏松时，可用一个备好的塑料纽扣装置进行皮质增强以增强修复。

参考文献

Aramberri-Gutierrez M, Martınez-Menduina A, Valencia-Mora M, Boyle S. All-suture transosseous repair for rotator cuff tear fixation using medial calcar fixation. Arthrosc Tech. 2015;4(2):169–73.

Barber FA, Drew OR. A biomechanical comparison of the tendon-bone interface motion and cyclic loading between single-row, triple-loaded cuff repairs and double-row, suture-tape cuff repairs using biocomposite anchors. Arthroscopy. 2012;28(9):1197–205.

Baudi P, Rasia Dani E, Campochiaro G, Rebuzzi M, Serafini F, Catani F. The rotator cuff tear repair with a new arthroscopic transosseous system: the Sharc-FT(). Musculoskelet Surg. 2013;97(Suppl 1):57–61.

Caldwell GL, Warner JP, Miller MD, Boardman D, Towers J, Debski R. Strength of fixation with transosseous sutures in rotator cuff repair. J Bone Joint Surg Am. 1997;79(7):1064–8.

Chillemi C, Mantovani M. Arthroscopic trans-osseous rotator cuff repair. Muscles Ligaments Tendons J. 2017;7(1):19–25.

Chillemi C, Mantovani M, Osimani M, Castagna A. Arthroscopic transosseous rotator cuff repair: the eight-shape technique. Eur J Orthop Surg Traumatol. 2017;27(3):399–404.

Cicak N, Klobucar H, Bicanic G, Trsek D. Arthroscopic transosseous suture anchor technique for rotator cuff repairs. Arthroscopy. 2006;22(5):565.e1–6.

Denard PJ, Burkhart SS. The evolution of suture anchors in arthoscopic rotator cuff repair. Arthroscopy. 2013;29(9):1589–95.

Garofalo R, Castagna A, Borroni M, Krishnan SG. Arthroscopic transosseous (anchorless) rotator cuff repair. Knee Surg Sports Traumatol Arthrosc. 2012;20(6):1031–5.

Garrigues GE, Lazarus MD. Arthroscopic bone tunnel augmentation for rotator cuff repair. Orthopedics. 2012;35(5):392–7.

Gerber C, Schneeberger AG, Perren SM, Nyffeler RW. Experimental rotator cuff repair: a preliminary study. J Bone Joint Surg Am. 1999;81:1281–90.

Hinse S, Minard J, Rouleau DM, Canet F, Beauchamp M. Biomechanical study comparing 3 fixation methods for rotator cuff massive tear: transosseous no. 2 suture, transosseous braided tape, and double-row. J Orthop Sci. 2016;21(6):732–8.

Kilcoyne KG, Guillaume SG, Hannan CV, Langdale ER, Belkoff SM, Srikumaran U. Anchored transosseous-equivalent versus anchorless transosseous rotator cuff repair a biomechanical analysis in a cadaveric model. Am J Sports Med. 2017;45(10):2364–71.

Kummer FJ, Hahn M, Day M, Phil M, Meislin RJ, Jazrawi MJ. A laboratory comparison of a new arthroscopic trasnsosseous rotator cuff repair to double row transosseous equivalent rotator cuff repair using suture anchors. Bull Hosp Joint Dis. 2013;71(2):128–31.

Kuroda S, Ishige N, Mikasa M. Advantages of arthroscopic transosseous suture repair of the rotator cuff without the use of anchors. Clin Orthop Relat Res. 2013;471(11):3514–22.

Mantovani M, Baudi P, Paladini P, Pellegrini A, Verdano MA, Porcellini G, Catani F. Gap formation in a transosseous rotator cuff repair as a function of bone quality. Clin Biomech. 2014;29:429–33.

Mantovani M, Pellegrini A, Garofalo P, Baudi P. A 3D finite element model for geometrical and mechanical comparison of different supraspinatus repair techniques. J Shoulder Elbow Surg. 2016;25(4):557–63.

Pellegrini A, Lunini E, Rebuzzi M, Verdano M, Baudi P, Ceccarelli F. Arthroscopic rotator cuff tear transosseous repair system: The Sharc-FT Using the Taylor Stitcher. Arthrosc Tech. 2015;4(3):e201–5.

Randelli P, Stoppani CA, Zaolino C, Menon A, Randelli F, Cabitza P. Advantages of arthroscopic rotator cuff repair with a transosseous suture technique a prospective randomized controlled trial. Am J Sports Med. 2017;45(9):2000–9.

Salata MJ, Sherman SL, Lin EC, Sershon RA, Gupta A, Shewman E, Wang VW, Cole BJ, Romeo AA, Verma NN. Biomechanical evaluation of transosseous rotator cuff repair: do anchors really matter? Am J Sports Med. 2012;41(2):283–90.

Sanders B. Novel reusable transosseous tunnel based soft tissue repair techniques about the shoulder: a rational, value based approach. MOJ Orthop Rheumatol. 2016;5(1):1–6.

Sano H, Tokunaga M, Noguchi M, Inawashiro T, Irie T, Abe H, Yokobori AT. Tight medial knot tying may increase retearing risk after transosseous equivalent repair of rotator cuff tendon. Biomed Mater Eng. 2017;28(3):267–77. https://doi.org/10.3233/BME-171673.

Tauber M, Koller H, Resch H. Transosseous arthroscopic repair of partial articular-surface supraspinatus tendon tears. Knee Surg Sports Traumatol Arthrosc. 2008;16(6):608–13.

缝合方法
单骨隧道：双骨隧道

关节镜手术以微创的方式进行手术，修正了传统开放手术的不足（White 等，2006 年）。肩关节外科医师十分清楚关节镜下肩袖修复的复杂性和缺陷。从最初的固定开始，外科医师必须构建一个由骨、缝合材料、缝合结构和关节镜下线结组成的坚固连接（Gerber 等），并且能承受生物愈合过程中施加在其上的载荷（Schneberger 等，2002）。此外，最好增强"松软"的多孔松质骨表面，避免任何切割。在修复肩袖撕裂中考虑穿骨隧道技术，一旦评估并准确地准备好肌腱（撕裂的大小、质量、回缩和形态）和病变的骨侧（骨赘、囊肿，以及锚钉等手术器械），术者能够遵循以下图 8.1 流程图中所建立的内容，计划性"关闭裂口"。

在手术时，骨隧道的数量应根据肌腱撕裂的大小／数量来确定。一般来说，假定矢状面撕裂每厘米建立一条骨隧道就足够了。冠状面撕裂的大小（即回缩程度）通常不决定用于修复的骨隧道数量。

现在，研究者都喜欢用一种超弹性穿骨导针（Superelastic Transosseus Needle，STN）和专用器械（泰勒缝合器 Evo）来制作穿骨隧道（NCS Lab SRL—医疗器械公司，意大利）。关于如何制作骨隧道的技术在这里只进行简要描述（主要细节详见第 6 章）。

一旦定位好外侧皮质的入口点（距离大结节 15~20mm），用硬膜外穿刺针检查骨质量（图 8.2）。如果骨质量好（即硬膜外穿刺针不能穿过），则准备一个 2mm 的入口孔。相反，如果硬膜外穿刺针很容易穿过外侧皮质，则不要准备开孔，同时考虑是否使用骨隧道增强材料。可以通过泰勒缝合器的手动旋拧来控制超弹性穿骨导针（STN）的进入，从而制作穿骨隧道。泰勒缝合器有多种半径型号，这使其能够在位置限制器的导引下，在足印区制作骨隧道（图 8.3）。

骨隧道直径为 3mm，呈光滑的曲线形态。引导线穿过超弹性穿骨导针（有一个小孔靠近尖端）与之一同通过骨隧道，这样缝线可以被拖入其中（图 8.4）。

部分撕裂

穿肌腱修复：双骨隧道

准备两条平行于肱骨外侧骨皮质的骨隧道（一条在前方和一条在后方），在这两条骨隧道之间留下一条至少 10mm 的前后向骨桥（图 8.5）。在肩袖部分撕裂的病例中，引导线与超弹性穿骨导针（STN）直接一步穿过骨隧道和肌腱内侧（穿肌腱技术）。为了使这一步骤更加简单快捷，有一个只能在单骨隧道中使用的技巧：直接使用 STN 过线（图 8.6）。每根引导线引导一条光滑

肌腱撕裂

部分撕裂 ⟶ 穿肌腱修复 ⟹ 双骨隧道

　　　　　　↘ 完全撕裂

　　　　　　　↓

小撕裂 ⟶ 单骨隧道

　　　　⟶ 双骨隧道
　　　　　（"8"字技术）

中撕裂 ⟶ 双骨隧道

　　　　⟶ 单骨隧道增强

　　　　⟶ 单骨隧道增强
　　　　　（双出口）

巨大撕裂 ⟶ 双骨隧道增强

肌腱再撕裂或未愈合（与撕裂大小和骨质量无关）

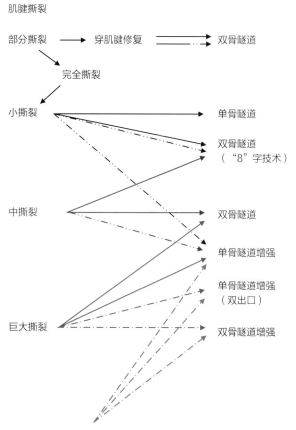

图 8.1　肩袖肌腱撕裂的治疗方法临床决策流程（连续线—
　　　　健康骨骼；虚线—骨质量差的骨骼）

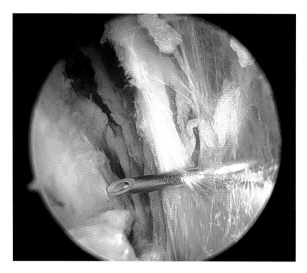

图 8.2　穿骨肩袖修复（TO-RCR）：检查骨质量。侧卧位，
　　　　关节镜从后方入路进入肩峰下间隙观察。在制备骨
　　　　隧道之前，用硬膜外穿刺针从外侧皮肤进入，检查
　　　　大结节外侧面的骨质量

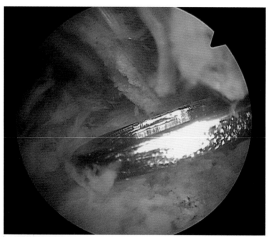

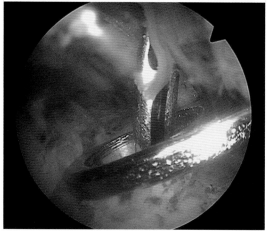

图 8.3　穿骨肩袖修复（TO-RCR）：制作穿骨隧道。侧卧
　　　　位，关节镜从后方入路进入肩峰下间隙观察。STN
　　　　（超弹性穿骨导针）的出口在足印区。使用泰勒缝
　　　　合器 Evo 制备骨隧道

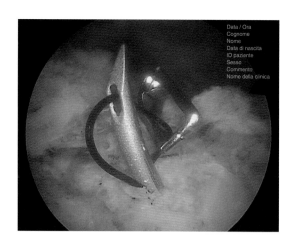

图 8.4　穿骨肩袖修复（TO-RCR）：过线。侧卧位，关节
　　　　镜从后入路进入肩峰下间隙观察。STN 的出口在
　　　　足印区。抓线钳从前方入路进入抓出导线

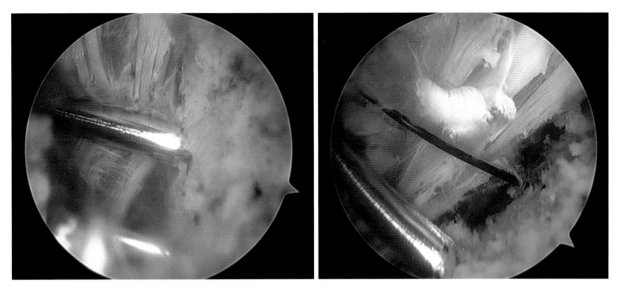

图 8.5 穿骨肩袖修复（TO-RCR）：双骨隧道穿肌腱修复技术。侧卧位，关节镜从后方入路进入肩峰下间隙观察。通过肱骨外侧皮质建立两条平行的骨隧道（一前一后），两者之间有一个最小 10mm 的骨桥

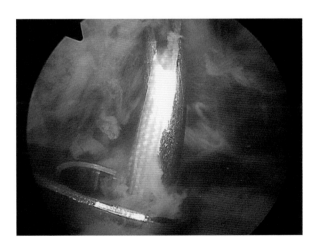

图 8.6 穿骨肩袖修复（TO-RCR）：双骨隧道穿肌腱修复技术。侧卧位，关节镜从后方入路进入肩峰下间隙观察。使用泰勒缝合器 Evo 可以直接通过 STN 过线

缝线带通过肌腱和骨隧道（XBraidTT，1.2mm，编织聚乙烯，Stryker，美国）。这样，缝线带一端通过肌腱的前侧和前侧骨隧道，另一端通过肌腱的后侧和后侧骨隧道（就像倒置的"U"）。为了使这一步更简便、安全，引导线最好成一个线环，而不是一根单线。只有使用 CC 技巧（即 Claudio Chillemi 技巧）才有可能将引导线安装到 STN 中（图 8.7），因此需要准备环形的引导线（图 8.8）。

通过皮肤外侧入路从骨隧道的外侧骨皮质开口点拉回缝线的两端。在打结前，拉紧缝线可以验证肩袖组织在足印区缝合的效果（图 8.9）。在关节镜下完成大结节外侧骨皮质的打结（图 8.10）。最后剪线，完成缝合（图 8.11）。

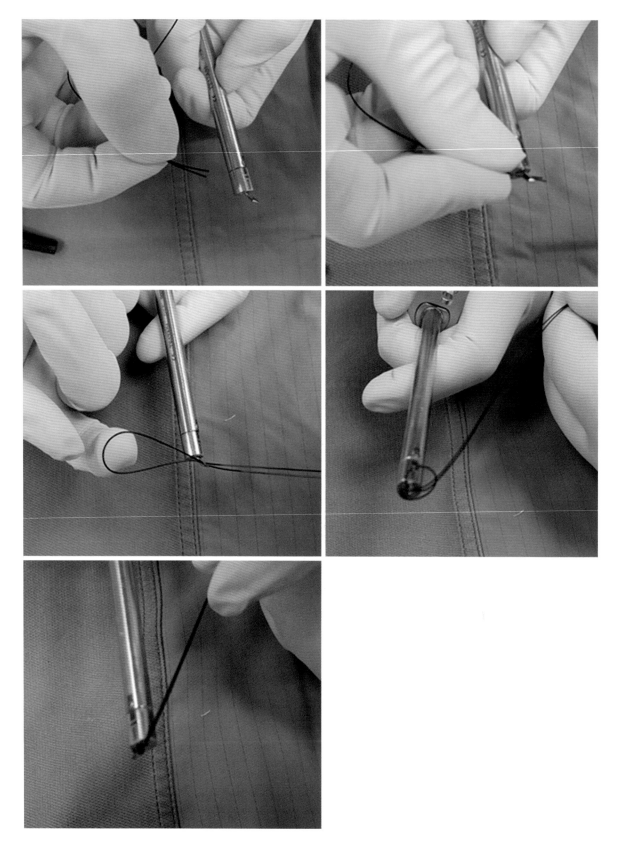

图 8.7 CC 技巧。直接在肩峰下间隙内放置线环。按照以下步骤制作：①引线两端穿过 STN 的针孔；②在 STN 的尖端形成一个环；③拉紧引线两端使环固定在 STN 尖端

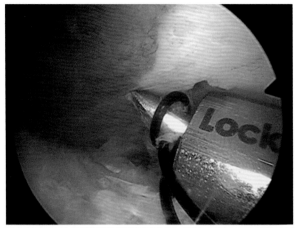

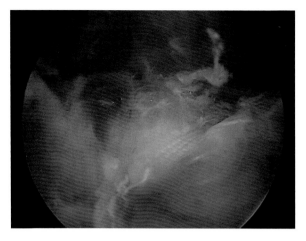

图 8.9　穿骨肩袖修复技术（TO-RCR）：足印区打结。侧卧位，关节镜从后方入路进肩峰下间隙观察。使用双骨隧道修复技术。缝线打结后将肌腱压紧在足印区

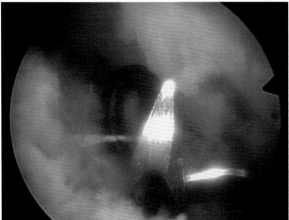

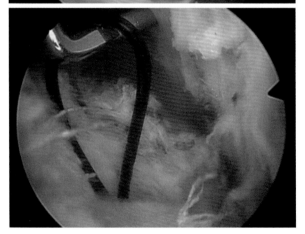

图 8.8　穿骨肩袖修复技术（TO-RCR）：CC 技巧。侧卧位，关节镜从后方入路进入肩峰下间隙观察。使用泰勒缝合器 Evo 制备骨隧道后，导针（STN）把 CC 线环直接送到肩峰下间隙

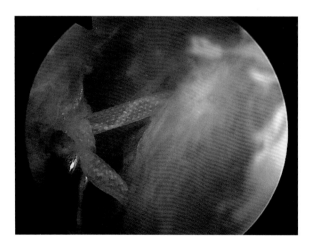

图 8.10　穿骨肩袖修复技术（TO-RCR）：骨皮质处打结。侧卧位，关节镜从后方入路进入肩峰下间隙观察。使用双骨隧道修复技术。借助推结器将 Revo 结（一种镜下非滑结）固定在大结节外侧骨皮质上

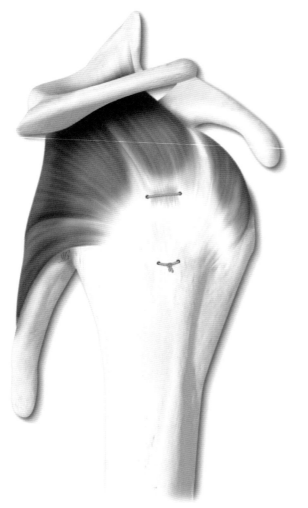

图 8.11　穿骨肩袖修复技术（TO-RCR）：缝合完成。使用双骨隧道修复技术

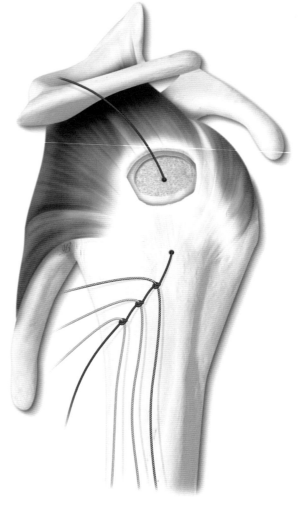

图 8.12　穿骨肩袖修复技术（TO-RCR）：小撕裂。使用单骨隧道技术，3 条高抗拉强度缝线一次性穿过骨隧道

完全撕裂：小撕裂（Snyder 分级 C1 级）

单骨隧道

当采用单骨隧道技术时，建议使用 3 根高强度缝线通过骨隧道（图 8.12）。所有穿骨缝线都预先置于骨内，然后根据施术者的个人习惯使用不同的器械引导穿过肩袖组织。最后将缝线取出并打简单的结固定（图 8.13）。

双骨隧道（8 字技术）

对于小型全层肩袖撕裂（snyder 分级 C1型），按部分撕裂处理，引导线直接经 STN 一步穿过骨隧道和肌腱内侧（穿肌腱技术），最好使用 CC 技巧将引导线制作成两个线环（图8.14）。然后如前所述引过缝线（图 8.15）（见部分撕裂）。在肱骨外侧皮质上打结后，不要切断缝线的两条线头，将它们通过肩袖的外侧部分再进行一次额外的缝合，可以获得双排缝合结构

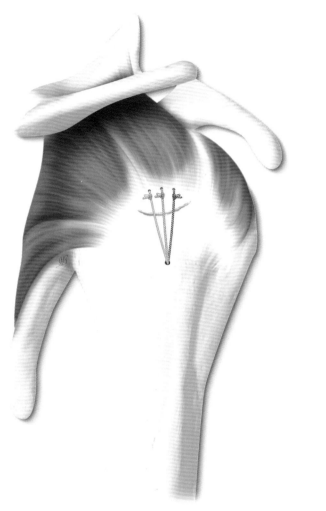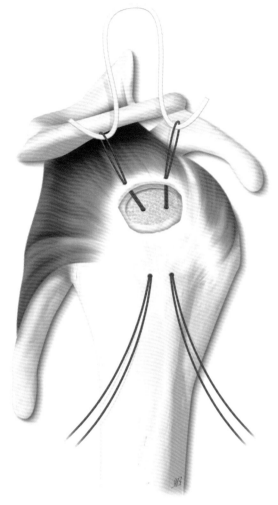

图 8.13　穿骨肩袖修复技术（TO-RCR）：缝线最终结构。使用单骨隧道技术

图 8.14　穿骨肩袖修复技术（TO-RCR）：8 字技术（一）。导针通过 CC 环经过骨隧道和肌腱分别引过缝线的两端，形成一个倒置的 U 形

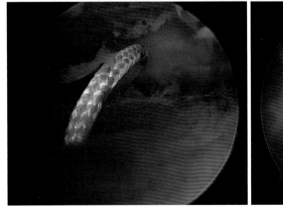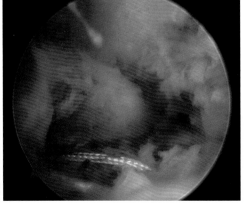

图 8.15　穿骨肩袖修复技术（TO-RCR）：8 字技术（二）。侧卧位，关节镜从后入路进肩峰下间隙观察。注意肌腱（上）上的倒置 U 型缝线，缝合两端分别拉入骨隧道

（"8"字形）。外科医师使用最顺手的工具，在内侧缝线的稍前部和后部穿过肌腱的外侧部分。在肌腱上进行第二个关节镜下的打结，完成8字结构，可以获得一个梯形的双排缝合结构。最后剪除剩余缝线（图8.16）。

即使在骨质量不好的情况下，也可以进行这个手术。事实上，系在肱骨外侧骨皮质上的线结，方向垂直于肱骨的主轴。线结位于前后两条骨隧道之间近10mm的皮质外骨桥上。此外，每个骨隧道还可以多加1根缝线。通过这种方式，可以在肱骨外侧骨皮质将内侧线带打结，然后再在肩袖组织外侧进行两个简单的缝合（8字EVO技术）（图8.17）最终完成交叉（8字X结构技术）。

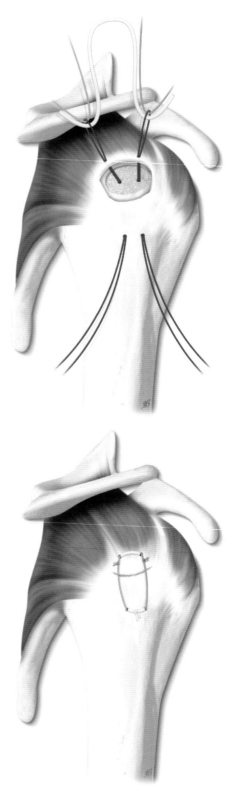

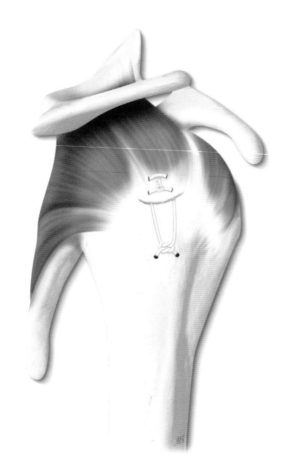

图8.16　穿骨肩袖修复技术（TO-RCR）：8字技术缝线最终结构

图8.17　穿骨肩袖修复技术（TO-RCR）：8字EVO技术。每个骨隧道多引入1根缝线。原先缝线在肱骨外侧骨皮质上打结后，使用多引入的两条缝线分别进行简单缝合（一条在前缝合，一条在后缝合）

单骨隧道增强

在骨质量不佳的情况下（术前 X 线片评价，术中硬膜外穿刺针试验检查），可以使用一种能够增强结构和保护骨骼免受过度压力的装置，如 Elite SPK 栓（NCS Lab SRL—医疗器械公司，意大利）（主要细节见第 6 章）。

缝线连接 Elite SPK 栓前端，由引导线拖拽通过超弹性穿骨导针（STN）一步穿过骨隧道。根据撕裂的大小，可以使用不同数量的缝线（图 8.18）。建议穿过 3 根不同颜色的缝线（图 8.19）。为了避免缝线滑动，每根缝线都应预先在内置物的前端打两个简单的结（图 8.20）。

根据术者的喜好使用不同的器械将所有（6

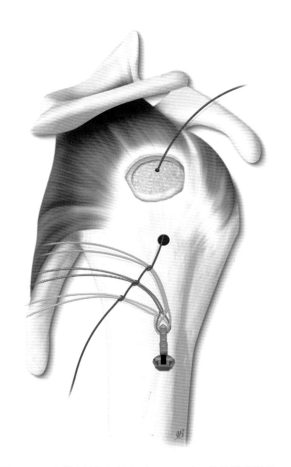

图 8.18 穿骨肩袖修复技术（TO-RCR）：单骨隧道增强，2MC 结构（一）。引线（蓝色）与 STN® 一起通过穿骨隧道，同时将 3 条和 Elite SPK 栓相连的（不同颜色的）缝线引出

根）缝线都穿过肩袖组织（图 8.21），从后到前，可以创建不同的缝合结构。

2MC（双 MC）结构

骨科医师（CC-Claudio Chillemi）与工程师（MM-MatteoMantovani）合作，设计了如下的缝合结构并命名为 2MC（双 MC）结构。按照图 8.22 所示，从前到后依次命名，最前方的缝线称为端线 1，最后方的缝线称为端线 6。先把端线 2 和端线 3 打结（缝合 1），然后把端线 4 和端线 5 打结（缝合 2），不操作端线 1 和端线 6（图 8.22）。分别剪除缝合 1 和缝合 2 的各 1 根缝线，然后将端线 1 和缝合 1 剩余的 1 根缝线穿过 Elite SPK 栓的外侧孔，此时，为了实现闭环结构的修复，需要将端线 1 和端线 6 打结，缝合 1 和缝合 2 剩余的缝线（横向）打结（图 8.23）。

2MC 改良结构 如果是很小的损伤，可能不需要使用 3 根缝线（6 根端线）。在这种情况下，仅用 2 根缝线（4 根端线）就可以进行修复（图 8.24）。在中间的缝线（端线 2 和端线 3）打结后，将端线 1 和刚打结的端线 2 自前向后从 Elite SPK 栓的外侧孔中穿过。此时为了实现闭环结构的修复，需要将端线 1 和端线 4、端线 2 和端线 3 在 Elite SPK 栓的外侧孔以直线方式横向打结（图 8.25）。或以交叉方式将端线 1 和端线 3、端线 2 和端线 4 打结。

RD 结构 一旦穿过肩袖组织，6 根端线就可依次打结：端线 1 和端线 2、端线 3 和端线 4，端线 5 和端线 6。因此有 3 个内侧线结。缝线的所有末端都会被剪断。两根单独的缝线穿过 Elite SPK 栓的外侧孔，然后再穿过肩袖组织的前部和后部并打结（图 8.26）。

悬索增强 在 3 个内侧结打结之前，1 根额外的缝线在更靠内侧处穿过肌腱，像一个大 U 形（正向或反向），并在 Elite SPK 栓的外侧孔（褥式缝合）上打结（图 8.27）。

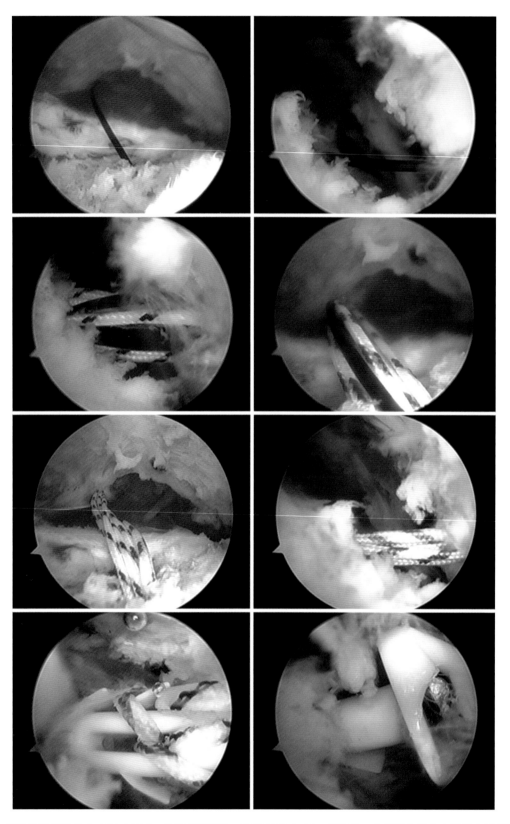

图 8.19 穿骨肩袖修复技术（TO-RCR）：单骨隧道增强，2MC 结构（二）。侧卧位，关节镜从后方入路进入肩峰下间隙观察。导线通过 STN 穿过骨隧道将 3 条连接 SPK 栓的缝线（不同颜色）一起引过。注意大结节的足印区的骨床准备

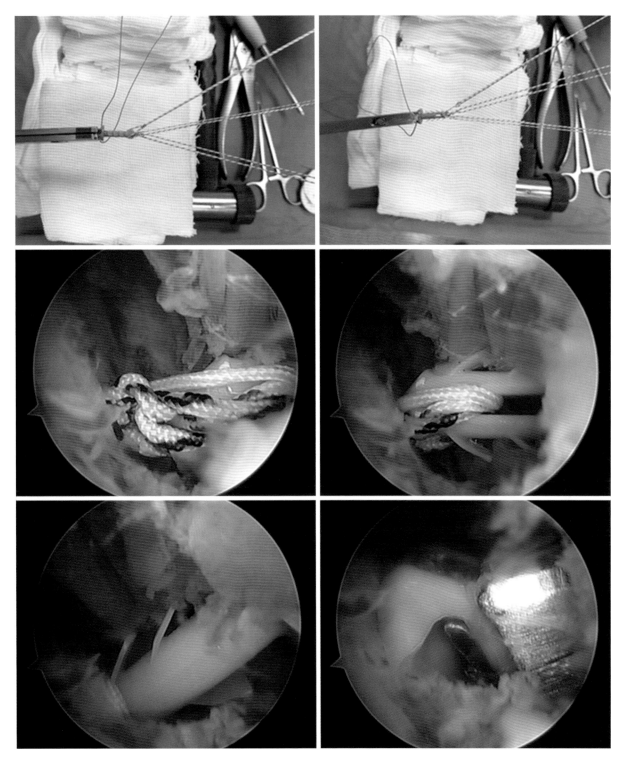

图 8.20 "Elite SPK"（作为皮质增强技术）预先引入 3 条缝线进入肱骨近端。为了避免缝线滑动，可以在 Elite SPK 连接处打两个简单的结。患者侧卧位，关节镜从后方入路进入肩峰下间隙观察。Elite SPK 被引入到骨皮质的入口点

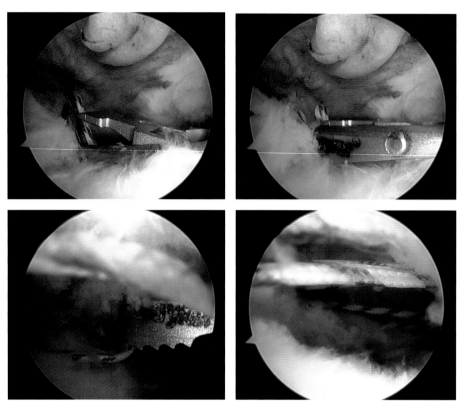

图 8.21 穿骨肩袖修复技术（TO-RCR）：单骨隧道增强，2MC 结构（三）。所有（6 根）缝
线都要穿过肩袖组织。作者偏爱使用缝合枪通过一个通道过线

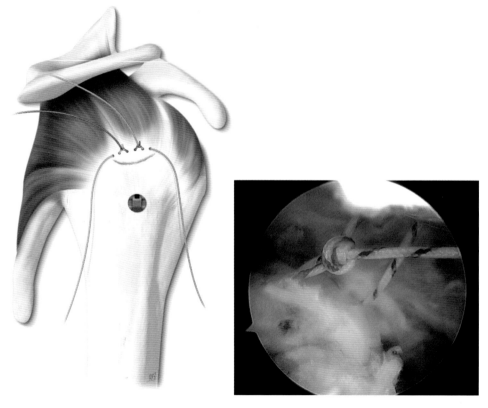

图 8.22 穿骨肩袖修复技术（TO-RCR）：单骨隧道增强，2MC 结构（四）。按照端线 1 在最前面的，端线 6 在最后面，依
次排列缝线。端线 2、端线 3 打结（缝合 1），端线 5、端线 4 打结（缝合 2），端线 1 和端线 6 不打结

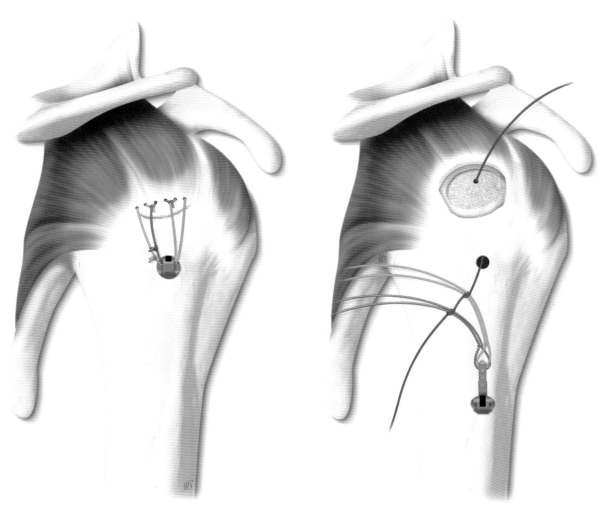

图 8.23　穿骨肩袖修复技术（TO-RCR）：单骨隧道增强，2MC 结构（五）。剪去线结的 1 根缝线，保留端线 1 和端线 6（图 8.22）。缝合 1 和缝合 2 的各 1 根缝线穿过 Elite SPK 栓的外孔，此时，为了实现闭环结构的修复，将端线 1 和端线 6 打结，将缝合 1 和缝合 2 保留的缝线（横向）打结

图 8.24　穿骨肩袖修复技术（TO-RCR）：单骨隧道增强，2MC 改良后的结构（一）。与经典的 2MC 结构不同，只使用 2 根缝线（4 根端线），而不是 3 根缝线（6 根端线）的结构

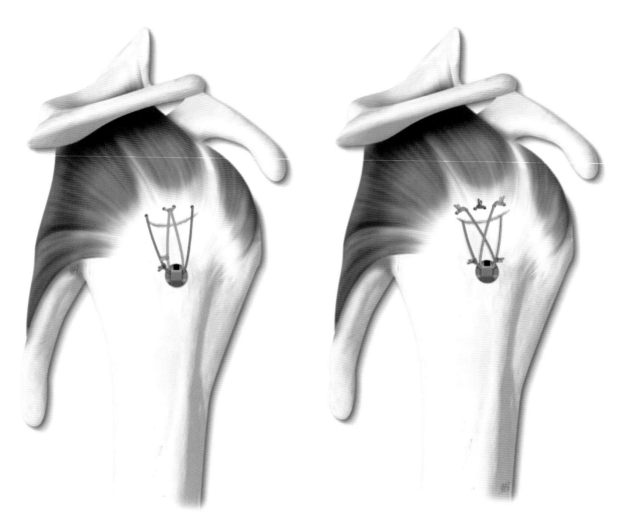

图 8.25 穿骨肩袖修复技术（TO-RCR）：单骨隧道增强，2MC 改良后的结构（二）。端线 2 和端线 3 打结之后，将端线 1 和刚打结的端线 2 自前向后穿过 Elite SPK 栓外侧孔。此时为了实现闭环结构的修复，将端线 1 和端线 4、端线 2 和端线 3 以直线线方式横向打结（通过 Elite SPK 的外孔）

图 8.26 穿骨肩袖修复技术（TO-RCR）：单骨隧道增强的 RD 最终构型。6 根端线穿过肩袖组织打结并剪断。额外穿过 Elite SPK 栓的外侧孔的两根缝线分别在前后穿过肩袖组织打结固定

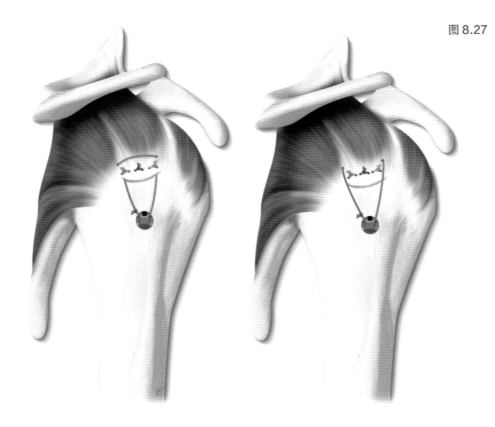

图 8.27 穿骨肩袖修复技术（TO-RCR）：单骨隧道增强的 Cable 增强最终结构。在完成 3 个内侧结之前，将 1 条额外的缝线更靠近内侧穿过肌腱，像一个大的"U"形（正向或反向），并在 Elite SPK 的外侧孔打结

完全撕裂：中撕裂（Snyder 分级 C2~C3 级）

双骨隧道（8 字技术）

所有的操作步骤与前面的小撕裂的双骨隧道技术相同（图 8.14~ 图 8.17）。

双骨隧道

该操作类似于在小撕裂中所描述的单骨隧道。在这种情况下，每个骨隧道分别引入 3 根高强度缝线（图 8.28）。所有的穿骨缝线都预先置于骨内，术者根据个人喜好使用不同的器械引导其穿过肩袖组织。最后将缝线取出并简单打结或交叉打结固定（图 8.29）。

单骨隧道增强（2MC 结构）

所有的操作步骤与前面的小撕裂的单骨隧道增强中的 2MC 技术相同（图 8.18~ 图 8.23）。

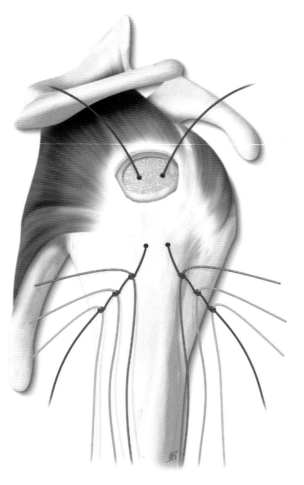

图 8.28　穿骨肩袖修复技术（TO-RCR）：双骨隧道。每个
骨隧道都有 3 根高强度缝线

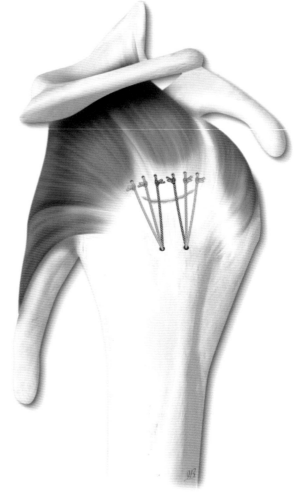

图 8.29　穿骨肩袖修复技术（TO-RCR）：双骨隧道。缝线
的最终结构

完全撕裂：大撕裂（Snyder 分级 C2–C3 级）

双骨隧道（8 字技术）

所有的操作步骤与前面的小撕裂的双骨隧道技术相同（图 8.14~图 8.17）。

单骨隧道增强（2MC 结构）

所有的操作步骤与前面的中撕裂的单骨隧道增强中的 2MC 技术相同（图 8.18~图 8.23）。

单骨隧道：双出口增强（2C 结构）

在巨大肩袖撕裂时，为了避免所有缝线汇聚而导致骨隧道出口的张力过大，以及突起畸形（Ryu 等，2015 年），可以通过单个骨隧道与两个不同的出口来实现。由泰勒缝合器完成第一个骨隧道，但在这种情况下，骨隧道内口不在肩袖裂口的中间，而是稍微更靠前。将导线穿过第一个骨隧道开口后，泰勒缝合器从肱骨外侧骨皮质的前一个入口再次进入骨隧道，并调整方向，使第二个骨隧道内口更靠向后方。以这种方式，完成相同入口的两条骨隧道，内口通常至少留下 10mm 的骨桥。缝线与 Elite SPK 栓植入物连接，由 2 条引导线引导。根据撕裂的大小，可以在肩袖组织穿过不同数量的缝线。建议引过 4 条不同颜色的缝线（8 条端线），也就是每条骨隧道 2 条缝线（4 条端线）（图 8.30）。在此之前，为了避免缝线滑动，每根缝线都预先在内置物的前端打了两个简单的结。若要简化缝线的管理，请按以下这些规则操作。

4 条彩色缝线分别穿过对应的骨隧道。

（1）前方的骨隧道：一条蓝色，一条黑色，2 条粉红色缝线。

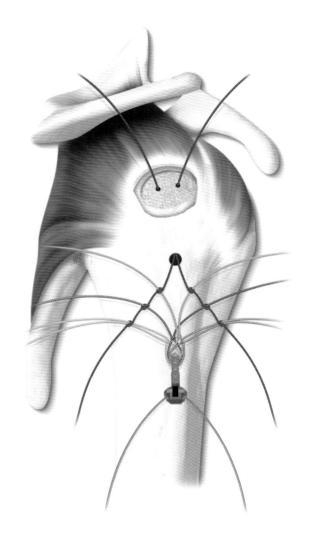

图 8.30 穿骨肩袖修复技术（TO-RCR）：单骨隧道双出口增强技术的 2C 结构。从同一个骨隧道入口进入，两个隧道出口，两者至少保留 10mm 的骨桥，引入 4 根不同颜色的缝线

（2）后方的骨隧道：一条蓝色，一条黑色，2 条绿色缝线。

将这 8 条缝线从后向前分别穿过肩袖组织。通常把最前方的缝线称为端线 1，最后的称为端线 8，依次命名，颜色分布如下。

端线 1，黑色；端线 2 和端线 3，粉红色；端线 4 和端线 5，蓝色；端线 6 和端线 7，绿色；端线 8，黑色（图 8.31）。

首先将端线 2 和端线 3 打结（缝合 1），然

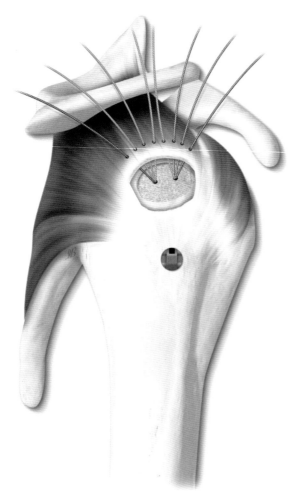

图 8.31 穿骨肩袖修复技术（TO-RCR）：单骨隧道双出口增强技术的 2C 结构（二）。8 条端线从后到前穿过肩袖组织

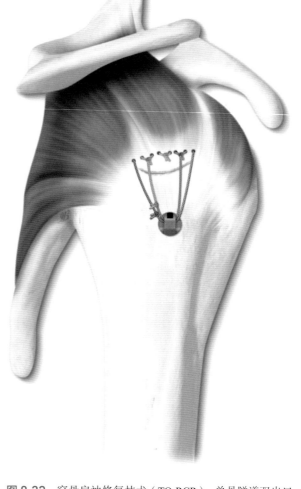

图 8.32 穿骨肩袖修复技术（TO-RCR）：单骨隧道双出口增强技术的 2C 结构。为了实现闭环修复，端线 2 和端线 3、端线 6 和端线 7 分别打结，分别剪断缝合 1 和缝合 3 的各 1 根端线，各取一根端线穿过 Elite SPK 的孔后打结，余线剪断。端线 4 和端线 5 打结后剪断。端线 1 和端线 8 穿过 Elite SPK 的孔后打结

后将端线 4 和端线 5 打结（缝合 2），将端线 6 和端线 7 打结（缝合 3），端线 1 和端线 8 不动。分别剪断缝合 1 和缝合 3 的各 1 根端线，剪断缝合 2 的 2 根端线，自前向后将端线 1 和缝合 1 剩下的端线穿过 Elite SPK 栓的小孔。此时为了实现闭环结构的修复，将端线 1 和端线 8 打结，缝合 1 和缝合 3 剩余的端线打结（图 8.32）。这种缝合结构以作者的姓名（Claudio Chillemi）命名为 2C（双 C）结构。

双骨隧道双增强（4MC 结构）

操作过程与 2MC 改良结构（在小撕裂的单骨隧道增强中有所描述）类似。在这种情况下，建立 2 条骨隧道（一前一后），使用 2 条缝线（4 条端线），引入经过 Elite SPK 栓增强的骨隧道（图 8.33）。根据术者的个人喜好，使用不同的

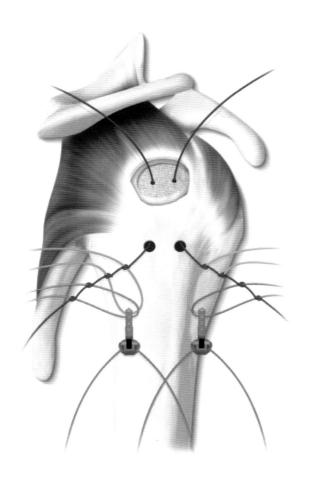

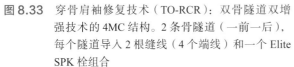

图 8.33　穿骨肩袖修复技术（TO-RCR）：双骨隧道双增强技术的 4MC 结构。2 条骨隧道（一前一后），每个隧道导入 2 根缝线（4 个端线）和一个 Elite SPK 栓组合

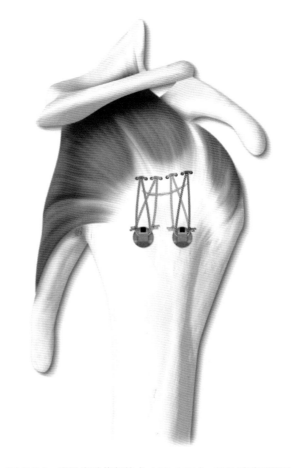

图 8.34　穿骨肩袖修复技术（TO-RCR）：双骨隧道双增强技术的 4MC 结构。打结后，不剪断任何一条端线，分别从 Elite SPK 的孔穿过后打结

器械将所有 8 根端线自后向前穿过肩袖组织，然后依次打结，从而获得 4 个内侧线结。然后就可以构建成不同的缝线结构。

4MC 结构　缝线打结后，不剪断端线，引导缝合 1 和缝合 2 的各 1 根端线自前向后穿过前方 Elite SPK 栓的外侧孔。为了实现闭环结构的修复，将缝合 1 和缝合 2 之间的端线横向打结，然后将缝合 3 和缝合 4 之间的端线也如此打结（图 8.34）。

4MC　X 形结构　分别剪断 4 个已打结的缝线的各 1 根端线，为了实现交叉闭环结构的修

复，缝合 1 和缝合 3 剩下的端线穿过前方 Elite SPK 栓的外侧孔并打结，缝合 2 和缝合 4 剩下的端线穿过后方 Elite SPK 栓的外侧孔并打结。

关节镜下打结方法

打结是一种基本的外科技巧。关节镜手术的出现对外科医师和他们的能力提出了新的要求，因为这些结必须通过有限的入路和一定的距离推到缝合组织。关节镜下的结必须符合两个原则：①结的样子和位置必须正确（通常在距组织

一定距离的地方），确保缝线不会松动或切割；②必须容易收紧，以确保在目标组织处达到最大强度。

当一条缝线穿过一个组织时，它会产生两条端线。滑动缝线得到一短一长两条端线。短的端线被称为"桩线"，可以将长的端线围绕它来创造结。

医师必须学会在关节镜下打两种基本的结：非滑结和滑结。非滑结在关节外构建单个线环，然后将线环依次拉进或推进关节中。其最终在组织部位的结构和张力是逐步递增的。滑结完全在关节外围绕桩线完成，通过牵拉桩线使结滑到组织部位，并传递张力。滑结的先决条件是缝线能自由通过组织，否则必须系一个非滑结。滑结可进一步被细分为锁定结和非锁定结。前者的结构维持了它们在组织中的张力和位置，后者需要在组织处打结和拉紧后，再打结以保证线结牢靠。基本结可以叠加成无数种组合结。下面依次介绍一些术中最常用的结（Baumgarten and Wright，2005）。

Revo 结

作为全非滑结，Revo 结（图 8.35）是由各种半结组合而成（Snyder，1997）。

（1）端线 1 穿过推结器头端的圆环。这条线被称为"桩线"。用一把血管钳夹住桩线的末端。推结器沿着桩线滑进，确保无缝线扭曲或软组织阻碍。

（2）另一根端线从上面绕过桩线形成一个半结。在每根线上交替施加张力，利用推结器使半结"走"到（不是滑到）软组织，并像一个滑结一样拉紧。

（3）使用相同的方法，绕过桩线打第二个半结，利用推结器推送到软组织上，将其拉紧。

（4）在与第一次和第二次相反的方向，绕过桩线打第三个反向半结（通过桩线，然后在桩线下绕过）。推送半结到软组织并拉紧。

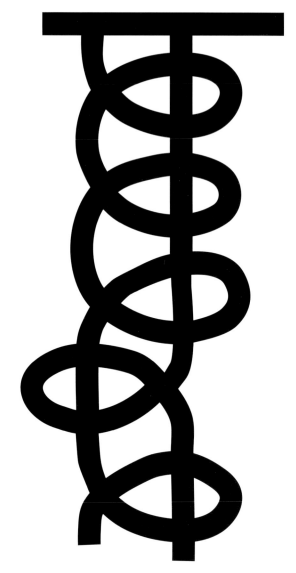

图 8.35　Revo 结

（5）把血管钳和打结器更换到另一根端线上，这根线被指定为"新的桩线"。将另一根端线绕过新的桩线，形成第四个半结。推送半结到软组织并拉紧。

（6）放松两条端线上的张力，推结器越过线结。然后紧固两股端线以锁定线结。这种技术被称为"过结推"。

（7）血管钳和推结器再换回到原桩线。打第五个半结。推送半结到软组织，过结推锁定线结。

（8）剪线，保留 3~4mm 线头。

邓肯结（渔夫结）及其改良版

这种结最初在钓鱼相关的文献中被描述，并被改良后用于关节镜手术。出于这个原因，它也被称为渔夫结（图8.36）（Baumgarten和Wright，2005）。

（1）用拇指和中指捏住两条缝线。

（2）把长的缝线（环）放在拇指上，形成一个环。

（3）将长的缝线继续绕过两条缝线。

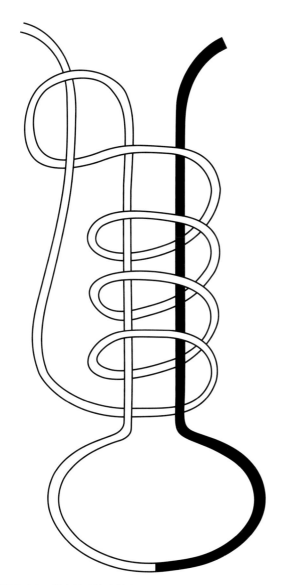

图8.36　邓肯结（渔夫结）

（4）绕过两条缝线3或4次（图片所示的是绕过3次）。

（5）将长的缝线的自由端通过拇指处的线环。

（6）通过牵拉长的缝线收紧结。

（7）压紧线结，同时牵拉有环的长缝线能更好地收紧结。

（8）提拉桩线。推紧推结器抵在桩线上有助于保持张力。

（9）再交替打几个半结（3~4个），锁定渔夫结。

（10）邓肯结的改良版就是在开始准备结之前，先绕过桩线打两个半结，然后再如前述打标准的邓肯结。

SMC结

该结通过自锁回路的锁定结构可提供良好的初始牢固性。在通过拉动线环锁定桩线之后，结不会向后滑动，因此，不需要额外的半结来维持结的初始牢固性。SMC结（图8.37）的外形很小，在关节中有优势，而且很容易学习（Kim和Ha，2000）。

（1）抓住桩线，长的缝线从2根缝线上方绕过。

（2）长的缝线再从桩线下方绕过。

（3）从桩线上方绕过，并在第二次绕线的后方再次从桩线下方绕过。

（4）这时候不要拉紧线结。提拉桩线，将结无阻力地拉入关节腔。

（5）拉紧桩线，形成一个线结。在这个阶段，在线结中形成了一个小的锁定环。

（6）使用推结器保持桩线张力的同时，牵拉另一端缝线，直到锁环锁定线结。

（7）因为这个结有一个锁定机制，所以在线结完全固定在肩袖组织之前，不可收紧线环，以防止结被过早锁定。

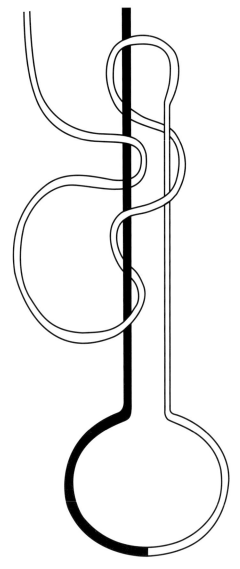

图 8.37　SMC 结

C3（C-Cube）结

这是一个小型的低切迹滑动结，由一个男孩 Carlo Chillemi 在他的父亲 Claudio 的帮助下于 2016 年发明。附加的两次半结是维护线结稳定所必需的。这种结具有容易上手、快速、锁定稳固的特点（图 8.38）。

（1）先做一个滑动环。

（2）交叉线环，形成一个 8 字形。

（3）折叠 8 字形线环形成两个环。

（4）桩线穿过这两个环。

（5）牵拉桩线，使线结流畅地滑入关节腔。

（6）推动推结器抵住桩线以保持桩线张力。

（7）在桩线上打几个半结（总共 3 个）将线结锁定。

所有的肩关节外科医师都知道在肩袖修复过程中必须考虑很多因素，包括患者的年龄、性别、诱发因素，以及病因、持续时间、部位、大小、组织质量、回缩和撕裂的形状等。许多时候，在肩袖修复时，组织可能已经不是撕裂的初始状态，在这种情况下，可能需要使用更复杂的缝合技术。所有这些手术方式，应精确按照指示（流程图），非常紧密和稳定地修复结构，以获得更充分的肱骨大结节组织覆盖。

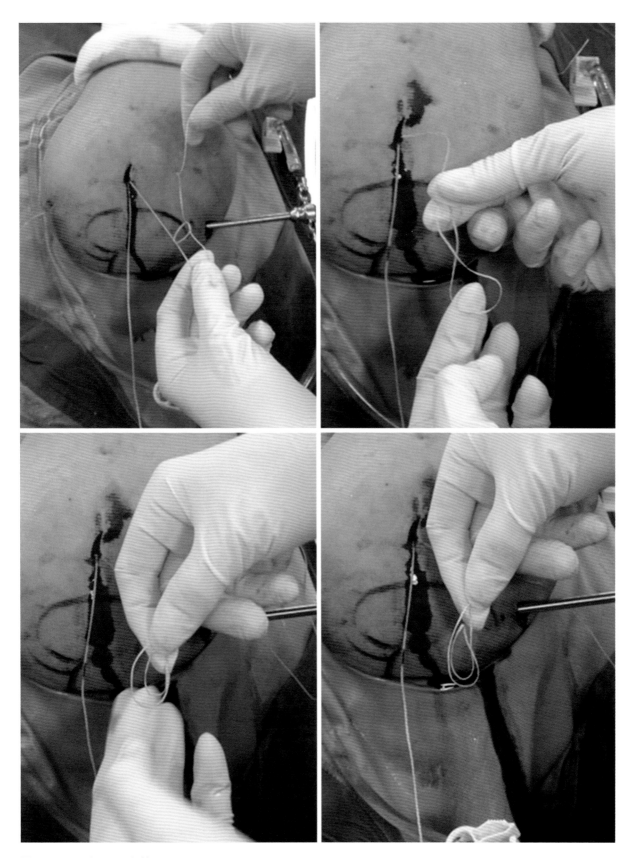

图 8.38　C3（C-Cube）结

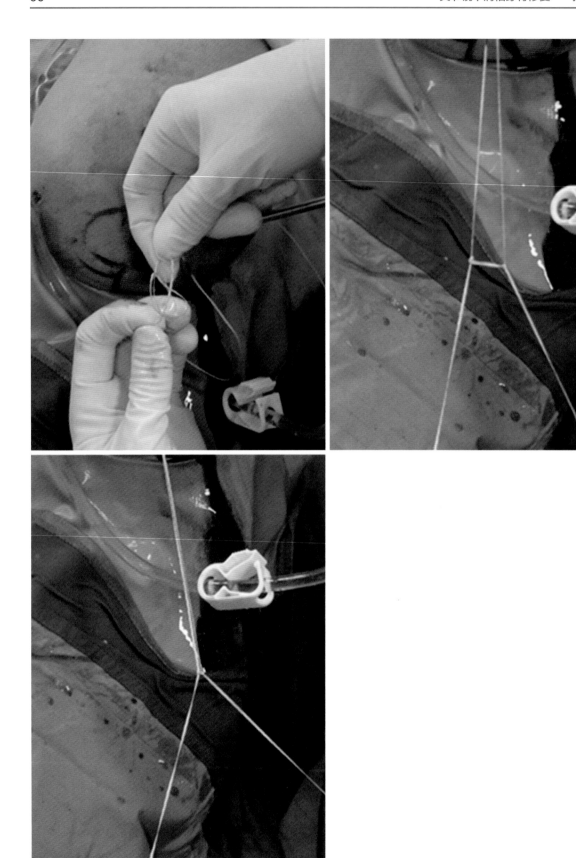

图 8.38 C3（C-Cube）结（续）

参考文献

Baumgarten KM, Wright RW. Arthroscopic knot tying: an instruction manual. Philadelphia, PA: Lippincott Williams and Wilkins; 2005.

Chillemi C, Mantovani M, Osimani M, Castagna A. Arthroscopic transosseous rotator cuff repair: the eight-shape technique. Eur J Orthop Surg Traumatol. 2017;27(3):399–404.

Gerber C, Schneeberger AG, Beck M, Schlegel U. Mechanical strength of repairs of the rotator cuff. J Bone Joint Surg Br. 1994;76:371–80.

Kim SH, Ha KI. The SMC knot-a new slip knot with locking mechanism. Arthroscopy. 2000;16(5):563–5.

Ryu KJ, Kim BH, Lee Y, Lee YS, Kim JH. Modified suture-bridge technique to prevent a marginal dog-ear deformity improves structural integrity after rotator cuff repair. Am J Sports Med. 2015;43(3):597–605.

Schneeberger AG, von Roll A, Kalberer F, Jacob HA, Gerber C. Mechanical strength of arthroscopic rotator cuff repair techniques: an in vitro study. J Bone Joint Surg Am. 2002;84:2152–60.

Snyder SJ. Technique of arthroscopic rotator cuff repair using implantable 4-mm Revo suture anchors, suture shuttle relays, and no. 2 nonabsorbable mattress sutures. Orthop Clin North Am. 1997;28(2):267–75.

White CD, Bunker TD, Hooper RM. The strength of suture configurations in arthroscopic rotator cuff repair. Arthroscopy. 2006;22(8):837–41.

手术适应证与并发症

肩袖修复基于肌腱和骨骼之间纤维血管的建立，这也是肩袖完全愈合和肌腱末端的重建所需的（Randelli 等，2017）。

与缝合锚钉修复技术相比，穿骨修复可以创造更大的腱–骨接触面积，增加足印区界面的附着力（Park 等，2005）。这两个因素与腱–骨界面的稳定性都对修复的持久具有关键作用（Lo 和 Burkhart，2003）。最近的一项研究表明，与缝合锚钉修复技术相比，接受穿骨修复的患者在术后第一个月疼痛减轻更快，在第 3 周时疼痛减轻尤为明显，而这两项技术在功能和放射学方面评分相当（Randelli 等，2017）。

手术适应证

如第 8 章所述，穿骨修复似乎适用于所有类型的肩袖撕裂，建议根据骨骼质量、术者经验和手术费用等因素来选择治疗方法。

骨骼质量

骨质疏松－骨量减少

在老年患者中，由于受肌腱退变、骨量减少等生物学特性的限制，肩袖修复可能很复杂。考虑到这些因素，最近有学者采用高分辨率外周定量 CT（HR-pQCT）对骨质疏松群体肱骨头的骨小梁以及肱骨大结节内外侧的骨量进行了分析。除此之外，在剥离软组织后，对肩袖标本的小结节的远近端也进行了分析（Kirchhoff 等，2010）。该学者报道了骨质疏松群体肱骨头内骨小梁微结构的显著区域性差异。大结节的骨量从前部到后部、从外侧到内侧逐渐增加。大结节骨量最高的部位是后内侧面。此外，尽管大结节骨量与年龄显著相关，但小结节的骨量似乎与之无关。依据骨重建理论，在肩袖撕裂后，肱骨大小结节内的骨小梁结构会显著减少。一项对肱骨头标本采用高分辨率微型 CT 进行定量评估的研究（Meyer 等，2004）也证实了这一点。在 14 具尸体的肱骨头标本中，其中 7 例肩袖是完整的，另外 7 例肩袖全层撕裂。关节面下方的骨密度（40%）高于大结节（10%~20%），并且肩袖撕裂与骨松质密度降低（至少 50%）相关，这可导致大结节几乎中空但骨皮质完整。

上述研究表明肩袖撕裂的患者骨量和年龄呈负相关。骨量减少和骨质疏松可能会影响肩袖修复的成功率，导致锚钉松动（Pietschmann 等，2009）。这些结果提示最佳的修复方式应该紧密固定到骨面，所以缝线或锚钉应该位于骨皮质下方，内排应该位于关节面的下方。

大结节囊肿

老年患者除了骨质疏松－骨量减少的改变之

外，也曾被报道其大结节前部囊肿的患病率增加（Fritz 等，2007），这一病变与肩袖撕裂显著相关（Pearsall 等，2003）。大结节囊肿形成的原因尚未被完全了解（Williams 等人，2006），对于外科医师来说，治疗与骨囊肿相关的肩袖撕裂显然是一个严峻的挑战。这些囊肿可能会占据大面积的肩袖足印区，可能影响锚钉植入（Burkhart，Klein，2005）。此外，特别是在老年患者中，骨缺损会降低肌腱的生物愈合能力（Postl 等，2013）。

　　基于这些原因，已有文献对几种与较大骨囊肿相关的肩袖修复技术进行了描述（表9.1）。这类病例首选分期手术，先进行骨移植，3 个月后再行肩袖撕裂修复；或者行一期手术，在关节镜下肩袖修复时，用同种异体骨或自体骨填充压实大结节的缺损（Burkhart 和 Klein，2005；Agrawal 和 Stinson，2007；Kim 等，2007；Postl 等，2013）。在此过程中，这些学者将锚钉固定在骨移植物上，并通过额外固定在宿主骨上的锚钉来加固。然而，使用同种异体骨或自体骨存在诸多缺点，包括供区并发症、骨不连、塌陷和移植物再吸收等。除此之外，该文献还指出

了锚钉从移植骨中脱出以及移植物坏死的可能性（Burkhart，Klein，2005）。Agrawal 和 Stinson（2007）描述了一种关节镜修复技术，该方法使用合成移植物填充骨缺损，并将锚钉放置在肩袖接触面的远端和侧面。然而，选择在骨量良好的无缺损区置入锚钉可能会影响肩袖接触面重建的质量。最近，Postl 等（2013）提出了一种肩袖修复的开放手术技术，用具有空隙的骨材料来填充囊性缺损，但是该材料的远期疗效还不清楚。最重要的是，该手术方法仍缺乏临床或影像学结果的报道。

　　穿骨固定可能是骨量减少患者的最佳选择。该方法具有许多优点，是所有肩袖损伤都可以采用的手术方式，且避免了自体取骨或外来材料填充的并发症。如果骨量差（骨质减少 / 骨质疏松症或大结节囊肿）（图 9.1）伴有肩袖撕裂（图

表 9.1　几种用于治疗肩袖撕裂合并较大的大结节骨囊肿的手术技术

Burkhart 和 Klein（2005）	松质骨打压植骨	一或二期关节镜手术
Agrawal 和 Stinson（2007）	TruFit BGS 栓；骨生物材料，San Antonio，TX 多孔可吸收支架：聚乳酸 – 巯基共聚物和硫酸钙	一期关节镜手术
Kim 等（2007）	同种异体或自体骨打压植骨	一期关节镜手术
Postl 等（2013）	Norian 钻孔工具，Synthes，Solothurn，Switzerland 生物相容性骨填充	一期小切口手术

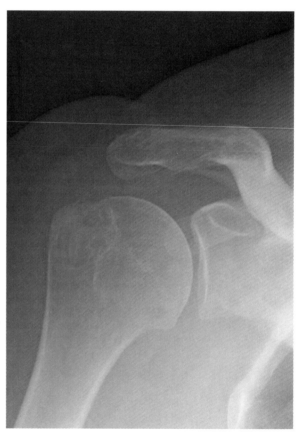

图 9.1　肩袖部 X 线影像。一名右肩受到肩袖撕裂影响的 65 岁女性的正位片，大结节全部累及

9.2），强烈建议采用单骨隧道（双出口）或双骨隧道使用 Elite SPK® 器械（NCS Lab SRL–医疗器械公司，意大利）（图 9.3）进行骨皮质增强，以尽量减少缝线穿过骨桥时的切割，还可以选择如第 8 章所述的增强方案。

肩袖翻修术

肩袖撕裂是肩部手术最常见的适应证之一。然而，无论开放手术还是关节镜手术都可能会失败，并且可能导致疼痛、肌力下降和功能障碍（Black 等，2012）。随着人口老龄化，肩袖修复的需求逐渐增加，预期的失败数量也会增加。有些

文献报道的再撕裂率低至 10%，而另外一些文献报道则高达 94%（Galatz 等，2004；Klepps 等，2004；Harryman II 等，1991；Bishop 等，2006）。

无症状的肩袖再撕裂患者并不适宜行翻修手术。即使只是轻微力弱，这些患者的短期和长期总体评分几乎没有差别（Galatz 等，2004；Klepps 等，2004；Harryman II 等 1991；Bishop 等，2006；Jost 等，2000；Jost 等 2006）。对于较年轻的患者（图 9.4）或尽管经过保守治疗和物理治疗但症状仍逐渐恶化的患者，应行翻修术，以显著减轻疼痛和改善功能（Zingg 等，2007；Maman 等 2009；Safran 等 2011；Moosmayer 等 2010）。

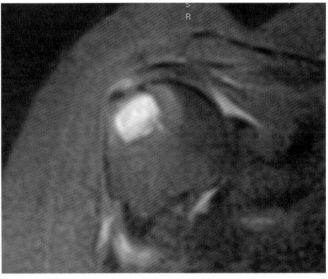

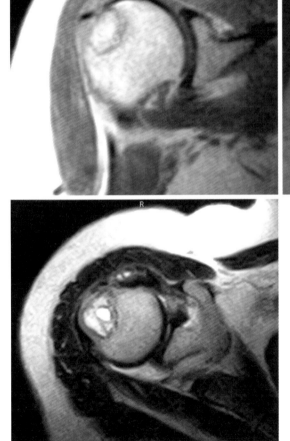

图 9.2　MR 影像显示大结节囊肿。X 线检查证实的大结节改变（图 9.1）在 MR 检查中显示出与肩袖撕裂相关的大结节囊肿

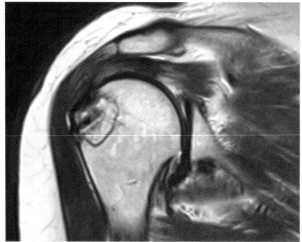

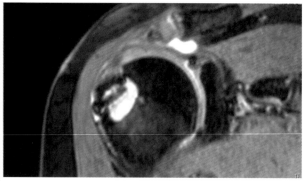

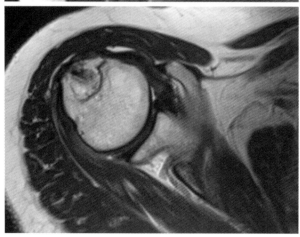

图 9.3　肩袖部 MR 影像。一名患有右肩袖撕裂的 65 岁女性在关节镜下穿骨增强修复术后 12 个月，伴有大结节囊肿

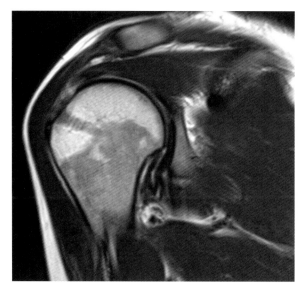

图 9.4　右肩袖再撕裂的 44 岁女性的 MR 影像。注意在大结节中存在 5.5mm 的螺纹锚钉

　　肩袖翻修术可能存在与肌腱和骨相关问题的挑战。一旦确诊了肩袖再撕裂，就必须对其质量进行评估。在这种情况下，质量差的肩袖撕裂边缘必须经过清理，并松解到可以实现无张力修复的程度（图 9.5）。

　　在骨床准备期间也必须特别小心（图 9.6）。既往手术可能留存多个锚钉和缝线。通常需要去除锚钉上松动的缝线。锚钉本身也会干扰新的手术。直到现在，医师对可能导致锚钉失效的骨质（例如骨质疏松）仍有一些担忧，在较差质量的骨中使用更大的锚钉可能会获得更好的固定。有时，从首选位置取出之前手术使用的锚钉后，可以在原位固定较大的锚钉。此外，修复失败也可能由于与可降解锚钉相关的并发症，包括炎症反

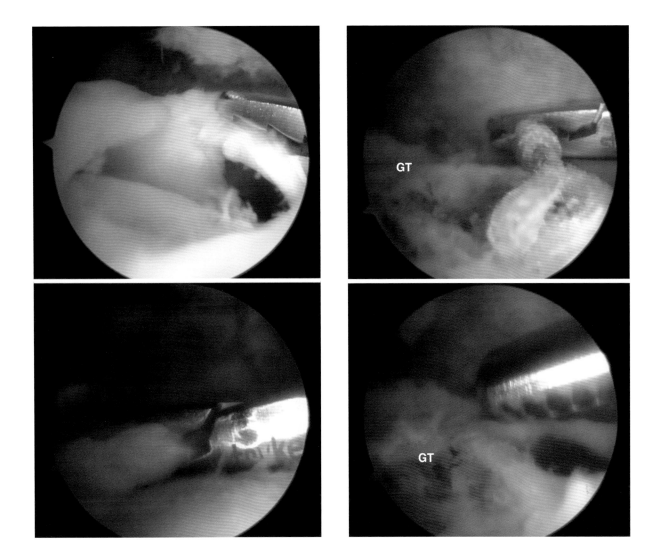

图 9.5 肩袖翻修术肌腱质量评估。关节镜下影像，侧卧位，后方视野

图 9.6 肩袖翻修手术骨质量评估 – 接触面准备。关节镜下影像，侧卧位，后方视野，去除以前手术的缝线。注意移除锚钉后留下的洞（图例：大结节）

应、骨溶解（图 9.7）、软骨溶解、盂肱关节病、锚钉碎裂等（McCarty 等，2013）。

从生物学角度来看，骨隧道的穿骨固定可能是这种情况下的最佳选择。骨隧道不需要关注锚钉移除造成的骨丢失（图 9.8）。在这种情况下，强烈建议采用单骨隧道（双出口）或双骨隧道使用 Elite SPK® 器械（NCS Lab SRL– 医疗器械公司，意大利）（图 9.3）进行骨皮质增强，以尽量减少缝线穿过骨桥时的切割，还可以选择如第 8 章所述的增强方案。

手术费用

目前关节镜下的修复术非常昂贵，特别是在使用多种缝合锚钉构建不同结构时。关节镜下肩袖穿骨修复可以显著节约手术费用（详见第 13 章）。关节镜下穿骨修复使用内侧和外侧固定，并允许肩袖在其自然接触面上加压，不需要使用缝合锚钉，尤其适用于巨大型肩袖修复和翻修。虽然穿骨修复的手术费用随着应用骨皮质增强物而增加，但仍低于使用多个锚钉的费用。

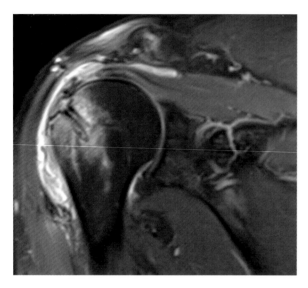

图9.7 可生物降解锚钉修复肩袖撕裂后大结节骨溶解反应的 MR 影像

手术并发症

穿骨修复可能出现手术并发症，其中一些与用于建立骨隧道的器械相关（详见第6章），还有一些与手术适应证的类型有关。

通常，缝合针的使用可能会对神经血管结构造成损伤，特别是当针线穿骨而出时可能发生腋神经损伤。

此外，术中还可能发生大结节、肩峰处的医源性骨折或缝合针断裂（取决于所选择的进入点），例如在进入大结节时空心针的弯曲或断裂。

如果对手术适应证判断不正确，特别是骨质方面，在关节镜打结期间和将肩袖紧拉到足印区的过程中，可能发生缝线断裂。术前患者的影像评估及术中用硬膜外穿刺针对肱骨外侧骨皮质质量的简单评估是相当重要的。当骨量不足以支持缝线固定时，该评估可提示外科医师使用骨皮质增强。这种术中决定是主观的，对大结节骨质的判断不正确可能导致缝合失败。

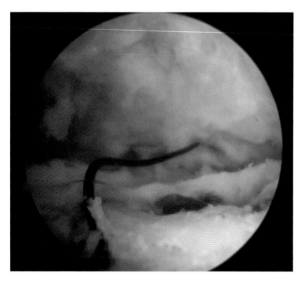
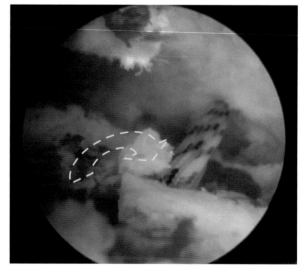

图9.8 关节镜下使用增强的肩袖穿骨修复。侧卧位，后方视野，通过评估缝线从原始骨隧道出口向前移位的程度可以看出大结节非常疏松（箭头）

参考文献

Agrawal V, Stinson M. Arthroscopic grafting of greater tuberosity cyst and rotator cuff repair. Arthroscopy. 2007;23:904e1–3.

Bishop J, Klepps S, Lo IK, et al. Cuff integrity after arthroscopic versus open rotator cuff repair: a prospective study. J Shoulder Elb Surg. 2006;15:290–9.

Black EM, Chong PY, Lee JT, Warner JP. Revision rotator cuff surgery. Tech Should Elbow Surg. 2012;13(2):67–76.

Burkhart SS, Klein JR. Arthroscopic repair of rotator cuff tears associated with large bone cysts of the proximal humerus: compaction bone grafting technique. Arthroscopy. 2005;21:1149.

Fritz LB, O'Hanley TA, Kassarjian A, Palmer WE. Cystic changes at supraspinatus and infraspinatus tendon insertion sites: association with age and rotator cuff disorders in 238 patients. Radiology. 2007;244:239–48.

Galatz LM, Ball CM, Teefey SA, et al. The outcome and repair integrity of completely arthroscopically repaired large and massive rotator cuff tears. J Bone Joint Surg Am. 2004;86-A:219–24.

Harryman DT II, Mack LA, Wang KY, et al. Repairs of the rotator cuff. Correlation of functional results with integrity of the cuff. J Bone Joint Surg Am. 1991;73:982–9.

Jost B, Pfirrmann CW, Gerber C, et al. Clinical outcome after structural failure of rotator cuff repairs. J Bone Joint Surg Am. 2000;82:304–14.

Jost B, Zumstein M, Pfirrmann CW, et al. Long-term outcome after structural failure of rotator cuff repairs. J Bone Joint Surg Am. 2006;88:472–9.

Kim KC, Rhee KJ, Shin HD, Kim YM. Arthroscopic footprint reconstruction of a bone cyst-associated rotator cuff tear. Knee Surg Sports Traumatol Arthrosc. 2007;15:1486–8.

Kirchhoff C, Braunstein V, Milz S, Sprecher CM, Fischer F, Tami A. Assessment of bone quality within the tuberosities of the osteoporotic humeral head: relevance for anchor positioning in rotator cuff repair. Am J Sports Med. 2010;38:564–9.

Klepps S, Bishop J, Lin J, et al. Prospective evaluation of the effect of rotator cuff integrity on the outcome of open rotator cuff repairs. Am J Sports Med. 2004;32:1716–22.

Lo IKY, Burkhart SS. Double-row arthroscopic rotator cuff repair: reestablishing the footprint of the rotator cuff. Arthroscopy. 2003;19(9):1035–42.

Maman E, Harris C, White L, et al. Outcome of nonoperative treatment of symptomatic rotator cuff tears monitored by magnetic resonance imaging. J Bone Joint Surg Am. 2009;91:1898–906.

McCarty LP 3rd, Buss DD, Datta MW, Freehill MQ, Giveans MR. Complications observed following labral or rotator cuff repair with use of poly-L-lactic acid implants. J Bone Joint Surg Am. 2013;95(6):507–11.

Meyer DC, Fucentese SF, Koller B, Gerber C. Association of osteopenia of the humeral head with full-thickness rotator cuff tears. J Shoulder Elb Surg. 2004;13(3):333–7.

Moosmayer S, Lund G, Seljom U, et al. Comparison between surgery and physiotherapy in the treatment of small and medium-sized tears of the rotator cuff: a randomised controlled study of 103 patients with one-year follow-up. J Bone Joint Surg Br. 2010;92:83–91.

Park MC, Cadet ER, Levine WN, Bigliani LU, Ahmad CS. Tendon-to-bone pressure distributions at a repaired rotator cuff footprint using transosseous suture and suture anchor fixation techniques. Am J Sports Med. 2005;33(8):1154–9.

Pearsall AW 4th, Bonsell S, Heitman RJ, Helms CA, Osbahr D, Speer KP. Radiographic findings associated with symptomatic rotator cuff tears. J Shoulder Elb Surg. 2003;12:122–7.

Pietschmann MF, Frohlich V, Ficklscherer A, Gulecyuz MF, Wegener B, Jansson V. Suture anchor fixation strength in osteopenic versus non-osteopenic bone for rotator cuff repair. Arch Orthop Trauma Surg. 2009;129:373–9.

Postl LK, Braunstein V, von Eisenhart-Rothe R, Kirchhoff C. Footprint reconstruction in a rotator cuff tear associated cyst of the greater tuberosity: augmented anchorage. Arch Orthop Trauma Surg. 2013;133(1):81–5.

Randelli P, Stoppani CA, Zaolino C, Menon A, Randelli F, Cabitza P. Advantages of arthroscopic rotator cuff repair with a transosseous suture technique: a prospective randomized controlled trial. Am J Sports Med. 2017;45(9):2000–9.

Safran O, Schroeder J, Bloom R, et al. Natural history of nonoperatively treated symptomatic rotator cuff tears in patients 60 years old or younger. Am J Sports Med. 2011;39:710–4.

Williams M, Lambert RG, Jhangri GS, Grace M, Zelazo J. Humeral head cysts and rotator cuff tears: an MR arthrographic study. Skelet Radiol. 2006;35:909–14.

Zingg PO, Jost B, Sukthankar A, et al. Clinical and structural outcomes of nonoperative management of massive rotator cuff tears. J Bone Joint Surg Am. 2007;89:1928–34.

术后康复计划

临床上肩袖损伤的类型不止一种，所以也并不存在一种适合所有患者的标准手术技术。随着手术方式的进步和材料的改进，不同损伤类型以及不同年龄的患者都能得到诊治。并且这些患者在功能恢复和疼痛缓解方面的预期是一致的——能够重返工作和参与体育活动（Conti等，2009）。

肩袖修复的患者进行术后康复训练前，仍需要考虑很多因素。除了肌腱、骨骼的生长愈合时间，还需要对患者的具体情况进行评估，比如患者的损伤类型、病变部位的收缩力、组织质量、脂肪浸润，以及采用的手术方式等（Accousti和Flatow，2007；Sonnabend和Watson，2002；Jackins 2004）。事实上，在制订康复训练计划之前，必须牢记肩袖肌腱愈合的3个阶段：急性炎症期（0~7天）、组织增生期（5~25天）、功能重塑期（>21天）（Gigante等，1996；Zumstein等，2017；Carpenter等，1998；Jackins，2004）。

肌腱愈合的研究主要是在动物模型上进行的，因此根据所使用的动物模型，肌腱愈合的不同阶段的持续时间会有所不同。一些研究描述肌腱恢复其抗拉强度需要12~16周（Carpenter等，1998），还有一些研究报告的恢复时间长达26周（4个月）（Lewis等，2001）。

因此，术后康复训练有以下几个意义：①在早期对修复进行保护；②预防术后关节僵硬；③恢复盂肱关节的功能（Jackins，2004；Bruzga和Sleer，1999）。

换言之，进行肩袖修复的术后康复训练的目的，是通过逐渐恢复肩关节的活动和功能来促进肌腱的愈合。早期康复活动可以降低关节僵硬的风险，同时，需牢记修复的生物学常识。很明显，过早的康复训练，若超过了修复的机械强度，可能会对其产生负面影响。

建议患者在术后立即佩戴一个15°~20°的外展枕，直至术后5周，这样可以保持手臂外展而不外旋（中立位或休息位）。这种外展枕似乎能够在前几周保护组织修复，降低缝合组织的张力，并促进疤痕处的血管形成（Millett等，2006；Hersche和Gerber，1998）。事实上，很早就有相关报道，肱骨头的空间位置会显著影响肌腱处的血管形成（Determe等，1996）。当手臂完全内收时这种肌腱处的血管形成能力会下降（Rathbun和Macnab，1970）。

在存在肩袖损伤的情况下，肩关节的运动方式会因为病变和代偿机制而产生巨大的变化，因此应根据生活需要尽可能长时间地进行上肢的运动。患者术后必须"重新学习"自主和协调控制基础肌肉群，以维持肩关节的稳定性。一般来说，这种肩关节的失能都会持续一段时间（Conti等，2009）。

术后功能恢复

肩袖修复的术后康复计划通常分为4个阶段，这4个阶段相互交织、重叠，没有任何中断（Kibler等，2001；Sonnabend和Watson，2002；Delbrouck等，2002；Rubin和Kibler，2002；Kibler，2003；Browning和Desai，2004；Jackins，2004）。

第一个康复阶段从术后即刻开始，直至第4周。第一阶段的目的是通过被动锻炼来预防术后粘连造成的关节僵硬，这有助于最大限度地减小修复部位的负荷。

在这一阶段，患者可佩戴外展枕（夜晚和白天），仅在外展、前屈和外旋方向进行被动康复训练（外旋康复训练需要肩胛下肌腱完整，如果肩胛下肌腱经过修复，被动外旋角度需限制在0°）。关节被动活动康复必须在安全无痛的条件下进行。为了预防医源性的肩峰下撞击及其造成的疼痛，肱骨头的分离是非常有必要的。

术后腕关节、手和肘关节的主动活动没有任何限制，但是肩部肌群的主动锻炼必须避免。同时可以进行肩胛-胸壁关节的主动和本体感觉训练。在肱二头肌长头肌腱固定术后，需要调节和限制肘部的主动屈伸活动。

建议进行钟摆样活动练习（躯干向前倾斜30°，放松肌肉组织）。

被动运动和轻微伸展运动也可以在水中进行（图10.1），推荐每周2~3次，每次15~20分钟（Millett等，2006）。在这个阶段可以开始使用辅助设备（例如滑轮或钓竿）（图10.2）。

冰敷（5~10分钟）是该阶段有效的抗炎方式，尤其是在物理疗法期的前10~15天和后续时期（Speer等，1996）。

在这个阶段，持续的被动康复训练会很有效（特别是那些患有肩关节周围炎的患者）。

第二阶段从第4周开始，直至第12周（第3个月）。第二阶段的目标是在没有肩胛肌群的协助下，逐步恢复被动活动范围。这个阶段建议在最小负荷下进行辅助主动训练（图10.3）。这一阶段已经不再需要外展枕。

为了能够最大程度地恢复关节活动度，该阶段允许主动康复训练（优先选择在水中进行，可以减少重力，以减少肌腱的负荷）和更大的伸展运动。在这个阶段，患者可以开始使用诸如棍棒之类的辅助工具。在日常活动中允许使用患肢。增强肩胛-胸壁关节的本体感觉训练（图10.4），主动强化肩胛部的固定肌群。

第三阶段在第3个月（第10~12周）开始，可定义为肌肉调节阶段。其目的是通过强度训练恢复肩袖肌腱的力量，从而恢复肩部的力量和盂肱关节的生理稳定性。这个阶段需要持续到第12周及以后。

这个阶段可以通过强化训练促使患肢恢复到令人满意的主动活动范围，特别是在前屈和外旋方向。因为在此阶段，若患者的肩部仍然较僵硬，强化训练会不断增加患者疼痛，引起肩峰下撞击以及增大肩袖恢复的负荷。在这个阶段无法主动抬起手臂的患者应该开始在仰卧位进行无阻力的强化锻炼，以便消除重力影响。患肢抬高超过90°并增强三角肌力量，首先屈曲肘关节，然后伸展肘关节逐渐增加负荷（图10.5）。可以通过手持小重量物体及弹性阻力系统渐进进行这项练习（Browning，Desai，2004）。

由于运动强度的增加，必须适当监测患者的疼痛值。

从等长收缩训练开始，可以对已修复的肌腱施加可控的外力。例如，如果冈上肌已被修复，则首先可以尝试将肢体前伸至30°~45°和背伸至60°，增强前部（肩胛下肌）和后部（冈下肌）的训练。同时也可以减少肩峰撞击的可能性，从而减少疼痛以及肌腱的机械负荷。

强化等长收缩训练之后，开始利用弹力绷带进行多次低阻力重复强化训练。

肌肉的锻炼强度取决于手臂的位置，手臂在

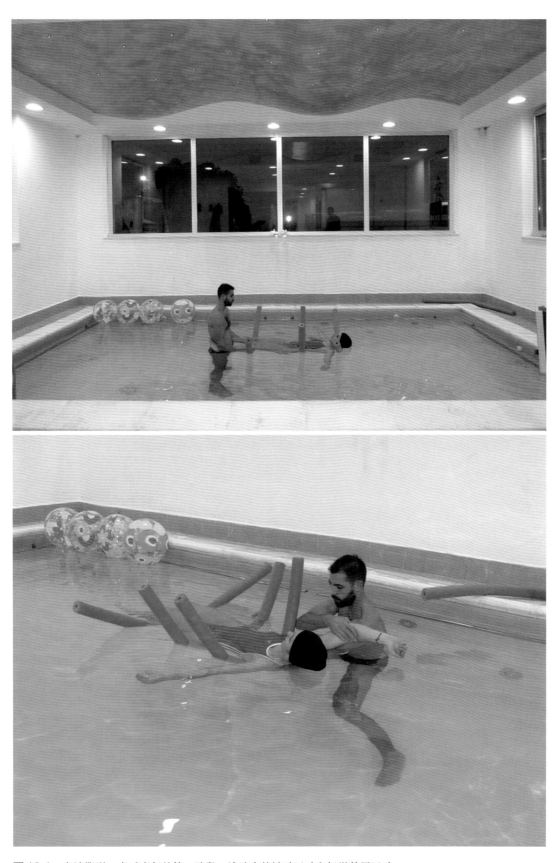

图 10.1　肩袖撕裂。术后康复的第一阶段。泳池中的被动运动和轻微伸展运动

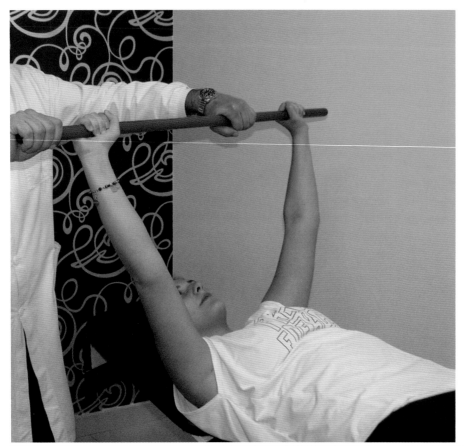

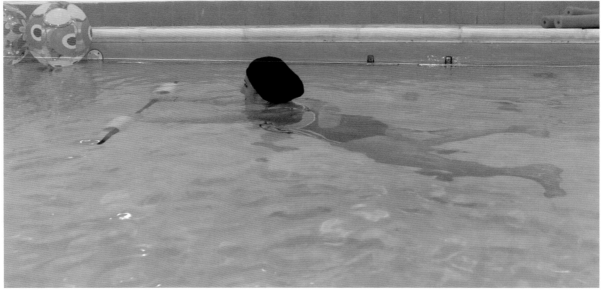

图 10.2　肩袖撕裂。术后康复的第一阶段。在地面和水中利用漂浮棒进行被动运动

不同的位置，锻炼的肌肉也不相同。因此，每次康复训练并不是一次锻炼所有肌肉。可以先锻炼前部的肌群，然后锻炼背部的肌群，但是一定要保证所有肌肉都得到康复训练（三角肌、斜方肌、菱形肌）。锻炼冈上肌的理想位置是手臂外展至肩胛骨平面上（Takeda 等，2002），如果上

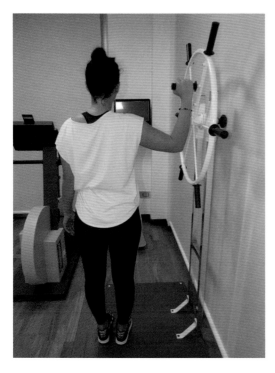

图 10.3　肩袖撕裂。术后康复的第二阶段。在最小负荷下进行辅助主动练习。转轮可以调节阻力

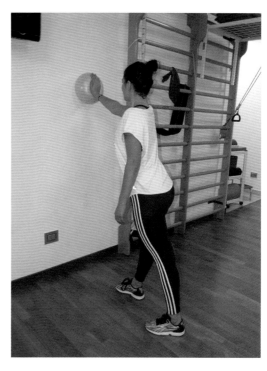

图 10.4　肩袖撕裂。术后康复的第二阶段。使用球进行本体感觉训练

肢外展的同时进行内旋活动，则会导致肩峰下空间减小，并增加肌腱修复部位的应力（Graichen等，1999）。因此，如果要在外展状态下进行内旋或外旋活动，建议在小于 90° 的外展位置进行（Millett 等，2006）。开始时，注意调整康复训练方式以尽可能保护已修复的肌腱。同时，通过主动训练拉伸关节囊–韧带结构来继续改善关节活动度。

　　肩胛肌群的本体感觉训练必须得到强化，同时不要忘记起到核心稳定作用的腹部、侧方、背部和臀部的"核心肌群"，它们是维持肩胛骨正常位置的基础。进行本体感觉训练时，先进行胸部以下，然后进行胸部以上的闭链训练，以逐渐地恢复功能。

　　第四阶段即最后一个康复阶段，从第 16 周开始，一直持续到第 6 个月。这个阶段是第三阶段的延续，其目的是更好地恢复工作和运动所需的力量和活动度。此阶段的结束时间因患者的不

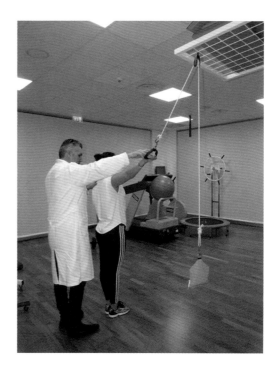

图 10.5　肩袖撕裂。术后康复的第三阶段。利用滑轮进行康复训练。该阶段的目的是恢复肩部肌肉组织的力量和强度，利用带有重量的滑轮进行康复似乎很有效

同需求而异（Leggin，Kelley，2007）。功能需求低的患者将继续在家庭锻炼计划中逐步改善，以完全恢复到日常生活中所需的活动要求。具有高功能需求的患者（年轻患者和运动员）可以先进行开链运动，然后为所需姿势进行特定的运动恢复练习，在特定的运动姿势正确用力。同时工作人员开始模拟工作时所需的活动，进行特定和渐进的训练。

结论

手术的成功体现在病情控制和功能恢复两个方面。只有在手术医师、患者和康复师的共同合作下，正确选择手术方式，合理运用生物学和解剖学知识进行康复训练，患者才能得到最好的治疗。因此，术后康复计划是一个渐进的、综合的、个性化的诊疗过程。

特别鸣谢 Fisomedical 和 Wellness 康复中心（www.centrofisiomedical.com）负责人 Ciriaco Guaglianone 博士为我们提供了不同康复阶段的照片。

参考文献

Accousti KJ, Flatow EL. Technical pearls on how to maximize healing of the rotator cuff. Instr Course Lect. 2007;56:3–12.

Browning DG, Desai MM. Rotator cuff injuries and treatment. Prim Care Clin Office Pract. 2004;31:807–29.

Bruzga B, Sleer K. Challenges of rehabilitation after shoulder surgery. Clin Sports Med. 1999;18:769–93.

Carpenter JE, Thomopoulos S, Flanagan CL, et al. Rotator cuff defect healing: a biomechanical and histologic analysis in an animal model. J Shoulder Elbow Surg. 1998;7:599–605.

Conti M, Garofalo R, Delle Rose G, Massazza G, Vinci E, Randelli M, Castagna A. Post-operative rehabilitation after surgical repair of the rotator cuff. Chir Organi Mov. 2009;93(Suppl 1):S55–63.

Delbrouck C, Dauty M, Huguet D, Dubois C. Rehabilitation after shoulder rotator cuff surgery: in-patient or day-hospitalization (about 76 cases). Ann Readapt Med Phys. 2002;46:207–13.

Determe D, Rongieres M, Kany J, et al. Anatomic study of the tendinous rotator cuff of the shoulder. Surg Radiol Anat. 1996;18:195–200.

Gigante A, Specchia N, Rapali S, Ventura A, de Palma L. Fibrillogenesis in tendon healing: an experimental study. Boll Soc Ital Biol Sper. 1996;72(7–8):203–10.

Graichen H, Bonel H, Sammberger T, et al. Subacromial space width changes during abduction and rotation. A 3-D MR imaging study. Surg Radiol Anat. 1999;21:59–64.

Hersche O, Gerber C. Passive tension in the supraspinatus musculotendinous unit after long-standing rupture of its tendon: a preliminary report. J Shoulder Elbow Surg. 1998;7:393–6.

Jackins S. Postoperative shoulder rehabilitation. Phys Med Rehabil Clin N Am. 2004;15:643–82.

Kibler WB. Rehabilitation of rotator cuff tendinopathy. Clin Sports Med. 2003;22:837–47.

Kibler WB, McMullen J, Uhl T. Shoulder rehabilitation: strategies, guidelines and practice. Orthop Clin North Am. 2001;32:527–38.

Leggin BG, Kelley MJ. Disease-specific methods of rehabilitation. In: Iannotti J, Williams G, editors. Disorders of the shoulder: diagnosis and management, vol. 2. Philadelphia, PA: Lippincott Williams and Wilkins; 2007. p. 1265–75.

Lewis CW, Sclegel TF, Hawkins RJ, et al. The effect of immobilization on rotator cuff healing using modified Mason- Allen stitches: a biomechanical study in sheep. Biomed Sci Instrum. 2001;37:263–8.

Millett PJ, Wilcox RB, O'Holleran JD, Warner JJP. Rehabilitation of the rotator cuff: an evaluation-based approach. J Am Acad Orthop Surg. 2006;14:599–609.

Rathbun JB, Macnab I. The microvascular pattern of the rotator cuff. J Bone Joint Surg Br. 1970;52:540–53.

Rubin BD, Kibler WB. Fundamental principles of shoulder rehabilitation: conservative to postoperative management. Arthroscopy. 2002;18:29–39.

Sonnabend DH, Watson EM. Structural factors affecting the outcome of rotator cuff repair. J Shoulder Elbow Surg. 2002;11:212–8.

Speer KP, Warren RF, Horowitz L. The efficacy of cryotherapy in the postoperative shoulder. J Shoulder Elbow Surg. 1996;5:62–8.

Takeda Y, Kashiwagushi S, Endo K, et al. The most effective exercise for strengthening the supraspinatus muscle. Evaluation by resonance imaging. Am J Sports Med. 2002;30:374–81.

Zumstein MA, Lädermann A, Raniga S, Schär MO. The biology of rotator cuff healing. Orthop Traumatol Surg Res. 2017;103(1S):S1–S10.

术后影像学

背景

在肩关节术后用影像学精确解释患者关节功能障碍或持续症状出现的原因仍然比较困难。部分原因是缺乏特异性的术后影像学检查，一些阳性结果的判断借鉴于术前的肩袖检查结果。此外，还要知晓手术情况，并且要记住一些内植物会在 MRI、X 线、超声（US）和计算机断层扫描（CT）上产生伪影。所以要采用多种检查方式来应对术后评估的"挑战"，以充分利用每种检查方式的优点，并排除或减少因为肩袖再撕裂或肌腱修复后功能不佳所带来的假阳性结果。由于 MRI 能清晰地反映软组织的变化，因此被认为是肩袖修复后评估的首选检查方式，但必须对图像进行仔细分析，排除可能被误认为病变的假阳性结果；超声可用于评估肩袖的浅层软组织，尤其是在关节轻微运动时（动态评估）；CT 和 X 线可用于骨骼评估，排除植入物脱出或病理性骨吸收。

肩关节术后 MRI 表现

关于肩袖的术后影像表现，必须考虑到这是一个"肌腱–骨"的手术，鉴于纤维愈合过程产生的变化，肌腱厚度、肌腱信号的变化和液体的存在与术前相比就不太重要。Sugaya 分类（Sugaya 等，2007）似乎不足以解释一些影像上显示再次撕裂、但肩关节功能恢复良好的病例，或一些文献报道中的 MRI 显示肩袖完整、但术后功能较差的病例（Niglis 等，2017；Hasegawa 等，2016；Colliver 等，2016；Yoshida 等，2018）。

术后 MRI 需要最高的空间分辨率以评估不同的组织，建议使用高场强仪器检测（至少 1.5 特斯拉，以获得更精确的检查结果）。此外，使用三维序列可以减少扫描厚度和降低金属伪影的影响，可评估缝线、肌腱与骨的愈合情况。对于术后骨、肌腱信号强度或形态的变化，应使用不同的方法与术前进行对比解读，具体如下。

T2 加权像上的肌腱高信号：肩袖修复后的 T2 加权信号变化很大，可能与肉芽组织或瘢痕组织（手术之后）（图 11.1）、关节镜器械产生的金属微粒、关节镜入口内的液体，以及肌腱本身术前和术后的黏液样退变有关（Spielmann 等，1999；Zlatkin，2002；Mohana–Borges 等，2004；Woertler 和 Rummeny，2004）。为了区分再撕裂和"愈合组织"，建议对 T2 加权像结合（或不结合）脂肪饱和的增强扫描进行综合评估，以更好地分辨疑似区域是否存在肌腱纤维。如果关节功能良好，必须在术后 6 个月内进行 MRI 检查，以减少肌腱肉芽组织的影响，与术前 MRI（如果有的话）进行比较有助于判断评估肌腱质量。关于 T2 加权像上的肱骨高信号：

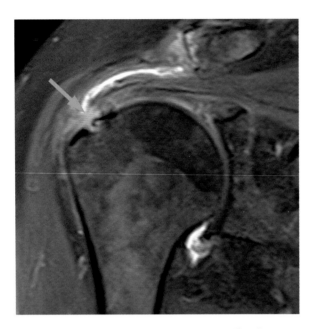

图 11.1　术后 6 个月的冠状位质子密度加权像。箭头显示肌腱的高信号区域，纤维连续性好，与肉芽组织相符

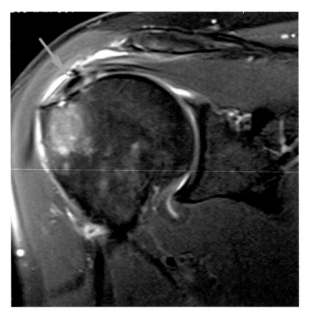

图 11.2　冠状位脂肪饱和密度加权像（一）。术后 6 个月，肌腱靠近缝线部位出现低强度信号区，提示肌腱缺血区

肱骨头液体和高信号的存在是术后 MRI 的常见表现，可持续数年（Zanetti 等，2000；Zlatkin 2002；Zanetti 和 Hodler，2004）。不过，在 T2 加权像上需特别注意植入物界面：如果植入物（锚钉）周围的空间出现关节液，可能提示病理性骨再吸收，如发现骨小梁结构异常或骨质缺失，提示手术植入物即将失效（脱出或即将脱出），需行 X 线或 CT 检查。

　　T1 加权像中的肌腱或骨骼低信号：T1 像中正常的骨骼信号为中到高，肌腱为中到低（以肌肉为参照），发生低值或极低值的信号改变，尤其在 MRI 随访中这种改变有增加趋势时，提示可能存在萎缩或缺血区域。尤其要重点评估这些肌腱长入的区域。在 T2 加权像高信号区域的中心出现低信号，可能代表肌腱瘢痕的正常纤维化；相反在 T2 加权像中高信号区域的周边出现低信号，可能代表肌腱的手术边界缺血（图 11.2），愈合潜力低，机械应力作用下肌腱切割导致缝合失败的风险增加。肌腱厚度：MR 像可以检测到肌腱厚度的变化，这种变化与关节

功能相关（图 11.3）；在无症状患者中，通常可以发现 10mm 以下的撕裂（Zanetti 等，2000；Knudsen 等，1999；Jost 等，2006）。在缝合失败或锚钉脱出、肌腱缺血或肌肉萎缩的情况下，可出现明显的全层肩袖再撕裂（图 11.4 和图 11.5）（Zanetti 和 Hodler，2004；Magee 等，2003；Goutallier 等，1994；Mellado 等，2006）。

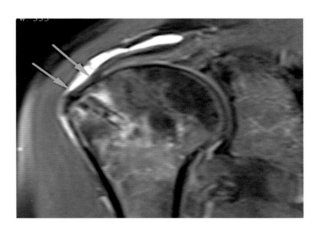

图 11.3　冠状位脂肪饱和密度加权像（二）。术后 16 个月，肌腱附着区显示厚度较薄的低信号区域（箭头），可视为正常的肌腱愈合过程

穿骨修复的术后 MRI 表现

穿骨修复可以提高 MRI 在术后肌腱完整性

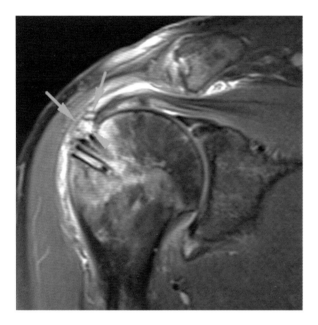

图 11.4 冠状位脂肪饱和密度加权像（三）。术后 3 个月，
肌腱附着部不连续（箭头）。箭头显示缝线失效

评估中的准确性，而其他技术因为一些局限性不存在这种优势（主要是缝合区域附近锚钉金属伪影的影响，而穿骨修复即便使用金属材料，其位置也在大结节远端）。与正常骨相比，骨隧道在 T2 加权像上显示高信号，如果术后 4～6 个月的 MRI 未显示明显的周围肱骨水肿样梗死（图 11.6a），可利用骨隧道的高信号，在薄层扫描中寻找和跟踪缝线，直到肌腱内侧的线结，并能清晰地显示足印区。足印区是反应腱-骨愈合所处阶段最重要的视觉关键点，在术后 6 个月左右信号逐渐减弱（图 11.6）。在第一阶段（术后约 3 个月），可以发现关节液与外界相通，并且由于肉芽组织的存在，大结节的皮质剥脱区域显示高信号。6 个月后，足印区在 T2 加权像上显示逐渐降低的信号，并且可以发现关节液与外界不相通（图 11.6b）。穿骨修复治疗全层肩袖撕裂是有效的，撕裂越小修复效果越好（与其他技术一样），这可能是由于缝线在肌腱内侧的不同定位产生了"机械桥接"效应（mechanical bridging）。

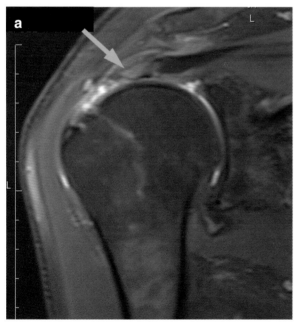
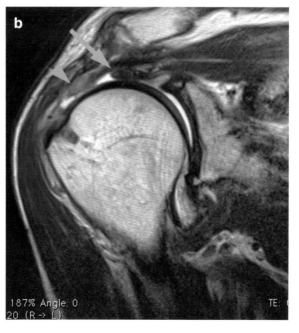

图 11.5 不同的再撕裂类型。a—冠状位脂肪饱和密度加权像，术后 9 个月，肌腱再次撕裂，肌腱边缘高信号（箭头）；b—冠状位 TSE T2 加权像显示肌腱上层（短箭头）和下层再撕裂（长箭头）

在缝合区域，利用薄层三维图像，可以在 T1 和 T2 图像上找到一些低信号的点状区域，这些点状区域代表线结，不要误认为是位于周围和肌腱纤维上的缺血灶（图 11.7）。术后约 12 个月后足印区可能发现低信号改变，代表腱-骨愈合（图 11.8）。

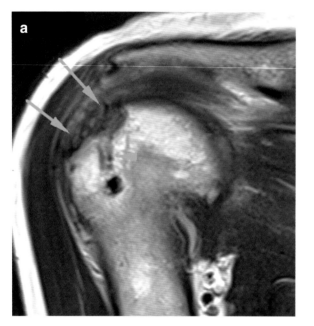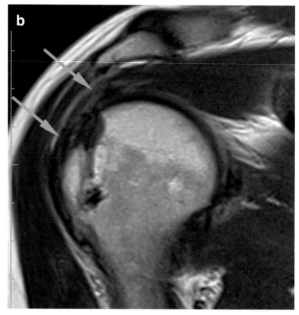

图 11.6 MR 影像上的肌腱愈合过程。a—冠状位 TSE T2 加权像，穿骨术后 6 个月，显示滑囊侧肌腱边缘不规则，中等强度信号，与肉芽组织相符（长箭头）；注意骨隧道也是中等强度信号（短箭头）；b—冠状位 TSE T2 加权像，穿骨修复后 10 个月，显示滑囊侧肌腱边缘规则，低信号（长箭头），注意骨隧道也是低信号（短箭头）

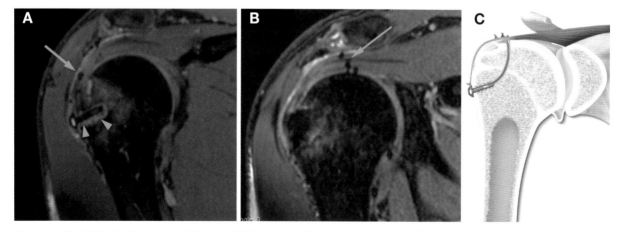

图 11.7 穿骨修复后三维 MR 成像评估骨皮质增强技术和缝线的完整性。A—三维冠状面，层厚 1mm，植入物（Elite spK）层面的 T2 加权多平面重建成像，显示植入物位置良好，肉芽组织位于肱骨的骨界面（短箭头）；注意肌腱上的低信号区域代表线结，无纤维不连续（长箭头）；B—三维冠状面，层厚 1mm，肌腱层面的 T2 加权多平面重建成像，显示内侧的线结（长箭头）；C—横截面，显示植入物在骨内的位置和肌腱上的缝线

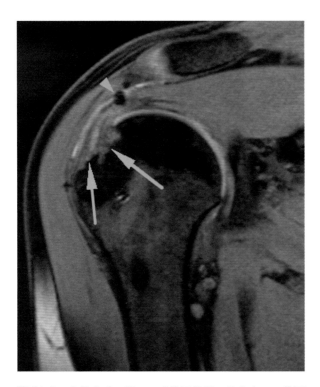

图 11.8 穿骨术后三维 MR 成像评估腱－骨愈合。三维冠状面，层厚 1mm，肌腱层面的 T2 加权多平面重建图像，显示肌腱纤维与肱骨大结节骨之间的融合（长箭头）。注意肌腱滑囊侧的内侧线结（短箭头）

参考文献

Colliver J, Wang A, Joss B, Ebert J, Koh E, Breidahl W, Ackland T. Early postoperative repair status after rotator cuff repair cannot be accurately classified using questionnaires of patient function and isokinetic strength evaluation. J Shoulder Elbow Surg. 2016;25(4):536– 42. https://doi.org/10.1016/j.jse.2015.09.019.

Goutallier D, Postel JM, Bernageau J, Lavau L, Voisin MC Fatty muscle degeneration in cuff ruptures. Preand postoperative evaluation by CT scan. Clin Orthop Relat Res. 1994;304:78–83.

Hasegawa A, Mihata T, Yasui K, Kawakami T, Itami Y, Neo M. Intra- and inter-rater agreement on magnetic resonance imaging evaluation of rotator cuff integrity after repair. Arthroscopy. 2016;32(12):2451–8. https://doi. org/10.1016/j.arthro.2016.04.027.

Jost B, Zumstein M, Pfirmann CW, Gerber C. Long-term outcome after structural failure of rotator cuff repairs. J Bone Joint Surg Am. 2006;88:472–9.

Knudsen HB, Gelineck J, Sojberg JO, Olsen BS, Johannsen HV, Sneppen O. Functional and magnetic resonance imaging evaluation after single tendon rotator cuff reconstruction. J Shoulder Elbow Surg. 1999;8:242–6.

Magee T, Shapiro M, Hewell G, Williams D. Complications of rotator cuff surgery in which bioabsorbable anchors are used. AJR Am J Roentgenol. 2003;181:1227–31.

Mellado JM, Calmet J, Olona M, Ballabriga J, Camins A, Pérez del Palomar L, Giné J. MR assessment of the repaired rotator cuff: prevalence, size, location, and clinical relevance of tendon rerupture. Eur Radiol. 2006;16:2186–96.

Mohana-Borges AVR, Chung CB, Resnick D. MR imaging and MR arthrography of the postoperative shoulder: spectrum of normal and abnormal findings. Radiographics. 2004;24:69–85.

Niglis L, Collin P, Dosch JC, Meyer N, Kempf JF, SoFCOT. Intra- and inter-observer agreement in MRI assessment of rotator cuff healing using the Sugaya classification 10 years after surgery. Orthop Traumatol Surg Res. 2017;103(6):835–9. https://doi. org/10.1016/j.otsr.2017.06.006.

Spielmann AL, Foster BB, Hawkins RH, Janzen DL. Shoulder after rotator cuff repair: MR imaging findings in asymptomatic individuals: initial experience. Radiology. 1999;213:705–8.

Sugaya H, Maeda K, Matsuki K, Moriishi J. Repair integrity and functional outcome after arthroscopic double-row rotator cuff repair. A prospective outcome study. J Bone Joint Surg Am. 2007;89(5):953–60.

Woertler K, Rummeny EJ. Postoperative imaging of the shoulder. Radiologe. 2004;44:604–12.

Yoshida M, Collin P, Josseaume T, Lädermann A, Goto H, Sugimoto K, Otsuka T. Post-operative rotator cuff integrity, based on Sugaya's classification, can reflect abduction muscle strength of the shoulder. Knee Surg Sports Traumatol Arthrosc. 2018;26(1):161–8. https://doi. org/10.1007/s00167-017-4608-5.

Zanetti M, Hodler J. MR imaging of the shoulder after surgery. Magn Reson Imaging Clin N Am. 2004;12:169–83.

Zanetti M, Jost B, Hodler J, Gerber C. MR imaging after rotator cuff repair: full-thickness defect and bursitis-like sub acromial abnormalities in asymptomatic subjects. Skelet Radiol. 2000;29:314–9.

Zlatkin MB. MRI of the postoperative shoulder. Skelet Radiol. 2002;31:63–80.

生物力学及生物学考量

肩袖损伤是引起肩部疼痛及功能障碍的最常见病因（Bunker，2002），通常发生于高空工作或体育运动中（Yamamoto 等，2010），也可随着年龄增长发生于日常活动中（Tempelhof 等，1999）。肩袖损伤的发病率在各种研究中都有描述，从 5%（Neer 等，1992）到 30%（Lehman 等，1995）不等，其中无症状患者 6%~23%（Schibany 等，2004；Sher 等，1995）。尽管手术技术有了很大进步，但再撕裂的发生率仍然很高，在单纯冈上肌撕裂患者中约 39%，三条肌腱撕裂患者中约 89%（Gleyze 等，2000）。再撕裂的发生率似乎与手术方式无关。

目前对于再次撕裂的原因并没有达到共识，生物力学（Gerber 等，1994；Apreleva 等，2002）及生物学因素（Meyer 等，2005；Rebuzzi 等，2005）被认为是再撕裂的主要原因（Castagna 等，2008）。

从生物力学的角度促进腱 – 骨愈合（Apreleva 等，2002），主要分为两个方面：①腱 – 骨固定强度；②不同的固定技术重建肌腱足印区的能力（Gerber 等，1994；Craft 等，1996；Burkhart 等，1997；Rossouw 等，1997；Ahmad 等，2005）。

肩袖愈合过程在两种组织（肌腱与骨）中是截然不同的，即便两种组织都起源于中胚层，但各有其特殊性。肩袖愈合过程像一个级联反应，包括三个相互重叠的阶段，急性炎症期（0~7 天）、组织增生期（5~25 天）和功能重塑期（>21 天）（Gigante 等，1996；Zumstein 等，2017；Carpenter 等，1998；Jackins，2004）。首先在急性炎症期，损伤 / 手术组织释放的各种细胞因子诱导炎症细胞释放其他细胞因子（尤其是 IL1-β 和 TNF-α），引发炎症级联反应（Andrianjafiniony 等，2010），进而激活核因子 κB（NF-κB），这不仅会引起肌腱单元发生凋亡，也会导致肌肉萎缩，抑制再生通道（Millar 等，2010；Benson 等，2010；Millar 等，2009；Sishi 和 Engelbrecht 2011）。从周围的细胞外基质（ECM）释放激活的成纤维因子属于 TGF-β 超家族。这一阶段还表现为肌腱细胞凋亡和肌纤维的降解，这可以清除细胞碎片，并刺激组织再生（Arnold 等，2007）。随后，血管活性因子的释放启动血管生成，释放趋化因子刺激细胞增殖（Murphy 等，1994）。一旦细胞碎片被清除，单核细胞就会转化，支持新生组织形成（Arnold 等，2007）。组织增生期的特征是Ⅲ型胶原的高合成、高含水量和高糖胺聚糖浓度，此外胶原纤维细胞增生过多和未成熟也很明显。随后，Ⅲ型胶原会被Ⅰ型胶原所取代，因此Ⅰ / Ⅲ型胶原的比例增加（Hays 等，2008）。致密结缔组织的形成标志着进入了功能重塑期，其主要特征是细胞数量减少、水分和糖胺聚糖含量降低。在接下来的几周内，这个过程一直持续，直到肌腱与骨表面完全融合。术后肌腱与骨修复部位的相对运动可能会影响该界面组织的愈合。肩袖和大结节之间的运动特征在穿骨修复和缝合锚钉修复技术中有显著差异。前一种技术向肌腱加压将之固定在足印区，创建广泛的固定，而后一种将组织固定在足印区附近，固定面积有限（图 12.1）。因此，肩袖修复技术应该尝试通过限制界面运动来重建一个机械环境，以增强愈合的生物学特性（Ahmad 等，2005）。

理想的修复应该提供高强度的初始固定，尽可能减小间隙形成，并能保持机械稳定，直到完成腱 – 骨愈合过程（Gerber 等，1994）。即使修

复的最佳方法仍存在很大争议，但一些数据表明，通过增加接触面积和提高修复强度，穿骨修复可为腱 – 骨界面的结合和愈合提供更大的潜力（Apreleva 等，2002）。

为了实现腱 – 骨愈合，必须考虑修补的肌腱周围的生物学环境（Urita 等，2017）。组织内的血供是损伤组织愈合最关键的因素之一（Kang 等，1990）。已知撕裂的肩袖边缘通常是退化和无血管的，甚至可能出现多发的软骨化生，这些特征似乎都与愈合过程相悖。纤维软骨区域会抑制肌腱愈合所需的新血管生成（Gigante 等，2004）。尽管仍存在争议（Longo 等，2008），但这些发现支持了手术恢复肩袖损伤边缘需要进

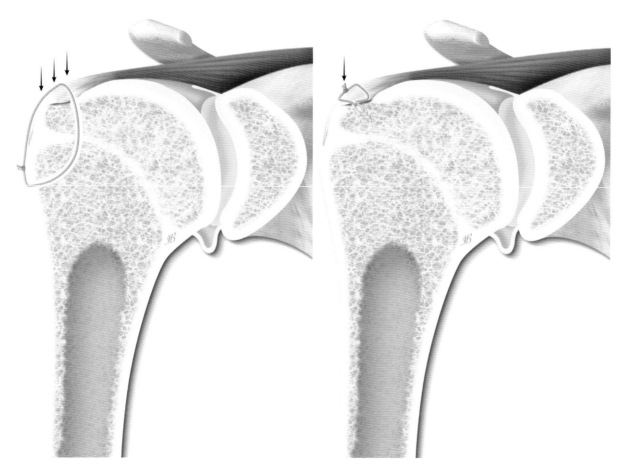

图 12.1　足印区准备完成后，肌腱即可固定。穿骨修复（左）将肌腱固定在足印区，创造了较大的固定面积；缝合锚钉（右）将组织固定于足印区附近，固定面积有限

行新鲜化处理（尽可能多地切除软骨组织，留下良好组织促进修复过程）。手术修复后的愈合是通过细胞增殖和血管生成完成的，这主要来源于关节囊周围的软组织和骨（Kannus 和 Jozsa，1991；Biberthaler 等，2003；Uhthoff 等，2003；Gamradt 等，2010；Chillemi，2011）。所有这些特征似乎都会降低肌腱组织的愈合能力，这可能解释了为什么肩袖损伤修复后有很高的再撕裂风险（Chillemi，2011）。众所周知，肩袖再撕裂最常发生在术后 3 个月内，这与较差的临床疗效明显相关；相对地，最初 3 个月内的愈合对肩袖完整性的维持和良好的临床疗效具有长期影响（Kluger 等，2011；Miller 等，2011）。综合上述所有观察，这似乎是一种愈合失败，而不仅仅是再次撕裂，所以我们最近引入了"不愈合"的新概念（Chillemi，2011）。

在组织出现损伤时，愈合过程需要有丰富的血液供应（例如血管增生）。血液提供了多形核细胞、巨噬细胞、纤维蛋白凝块，以及促进生长因子产生的含有血小板的血凝块，这些生长因子可调节肌腱愈合的级联过程。丰富的血运似乎也会加速肌腱的愈合过程，由于肌腱的血管形成较差，在术后前 3 个月增加肩袖内血运可能有助于加速腱－骨界面的生物学愈合（Kang 等，1990）。为了达到这一目的，建议通过保留滑囊组织和从大结节释放骨髓干细胞来最大限度地提高愈合潜力（Uhthoff 等，2003）。将此定义为"深红色羽绒被"（crimson duvet）操作（图 12.2）。在肩袖修复手术中，在大结节的骨皮质打孔使骨髓溢出形成的深红色血块。髓质激发孔必须深及骨松质，使溢出的骨髓能够覆盖已去皮质化的大结节和修复后的肌腱，由此形成的血凝块外观类似羽绒被。这种"超级血凝块"含有丰富的间充质干细胞（MSCs）、血小板、生长因子、血管因子，以及血管通路，所有这些都有助于肩袖愈合（Galatz 等，2004；Jost 等，2006）。

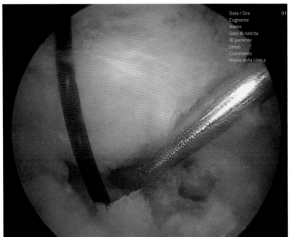

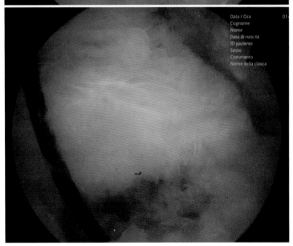

图 12.2 "深红色羽绒被"操作。肩袖穿骨修复：关节镜下影像。侧卧位，后方视野。一旦骨隧道制作完成并通过牵引线，就可以在大结节中制作多个 1.5mm 的穿刺孔（髓质激发孔或微骨折）。这些孔道间隔 3mm，指向肱骨干，避开骨隧道。必须小心避免大结节骨折

基于此，肩袖穿骨修复在足印区建立骨隧道，增加了肩袖内的血供和来源于骨髓的细胞生长因子，促进肩袖愈合。因此，穿骨修复在术后的前 3 个月能够提供足够的血运，增强腱－骨界面的生物学重塑（Urita 等，2017）。

综上所述，在肩袖肌腱的愈合过程中，穿骨技术融合了机械和生物学因素，提供了足够的固定强度和良好的生物学环境。

参考文献

Ahmad CS, Stewart AM, Izquierdo R, Bigliani LU. Tendon-bone interface motion in transosseous suture and suture anchor rotator cuff repair techniques. Am J Sports Med. 2005;33(11):1667–71.

Andrianjafiniony T, Dupre-Aucouturier S, Letexier D, Couchoux H, Des-planches D. Oxidative stress, apoptosis and proteolysis in skeletal musclerepair after unloading. Am J Physiol Cell Physiol. 2010;299(2):C307–15.

Apreleva M, Ozbaydar M, Fitzgibbons PG, Warner JJ. Rotator cuff tears: the effect of the reconstruction method on three-dimensional repair site area. Arthroscopy. 2002;18:519–26.

Arnold L, Henry A, Poron F, Baba-Amer Y, van Rooijen N, Plonquet A, et al. Inflammatory monocytes recruited after skeletal muscle injury switchinto anti-inflammatory macrophages to support myogenesis. J Exp Med. 2007;204(5):1057–69.

Benson RT, McDonnell SM, Knowles HJ, Rees JL, Carr AJ, Hulley PA. Tendinopathy and tears of the rotator cuff are associated with hypoxia and apoptosis. J Bone Joint Surg Br. 2010;92(3):448–53.

Biberthaler P, Wiedemann E, Nerlich A, Kettler M, Mussack T, Deckelmann S, et al. Microcirculation associated with degenerative rotator cuff lesions. In vivo assessment with orthogonal polarization spectral imaging during arthroscopy of the shoulder. J Bone Joint Surg Am. 2003;85-A:475–80.

Bunker T. Rotator cuff disease. Curr Orthop. 2002;16:223–33.

Burkhart SS, Diaz Pagan JL, Wirth MA, Athanasiou KA. Cyclic loading of anchor-based rotator cuff repairs: confirmation of the tension overload phenomenon and comparison of suture anchor fixation with transosseous fixation. Arthroscopy. 1997;130:720–4.

Carpenter JE, Thomopoulos S, Flanagan CL, et al. Rotator cuff defect healing: a biomechanical and histologic analysis in an animal model. J Shoulder Elbow Surg. 1998;7:599–605.

Castagna A, Conti M, Markopoulos N, Borroni M, De Flaviis L, Giardella A, Garofalo R. Arthroscopic repair of rotator cuff tear with a modified Mason–Allen stitch: mid-term clinical and ultrasound outcomes. Knee Surg Sports Traumatol Arthrosc. 2008;16:497–503.

Chillemi C, Petrozza V, Garro L, Sardella B, Diotallevi R, Ferrara A, Gigante A, Di Cristofano C, Castagna A, Della Rocca C. Rotator cuff re-tear or non-healing: histopathological aspects and predictive factors. Knee Surg Sports Traumatol Arthrosc. 2011;19(9):1588–96.

Craft DV, Moseley JB, Cawley PW, Noble PC. Fixation strength of rotator cuff repairs with suture anchors and the transosseous suture technique. J Shoulder Elbow Surg. 1996;5:32–40.

Galatz LM, Ball CM, Teefey SA, Middleton WD, Yamaguchi K. The outcome and repair integrity of completely artoscopically repaired large and massive rotator cuff tears. J Bone Joint Surg Am. 2004;86:219–24.

Gamradt SC, Gallo RA, Adler RS, Maderazo A, Altchek DW, Warren RF, et al. Vascularity of the supraspinatus tendon three months after repair: characterization using contrast-enhanced ultrasound. J Shoulder Elbow Surg. 2010;19:73–80.

Gerber C, Schneeberger AG, Beck M, Schlegel U. Mechanical strength of repairs of the rotator cuff. J Bone Joint Surg Br. 1994;76:371–80.

Gigante A, Marinelli M, Chillemi C, Greco F. Fibrous cartilage in the rotator cuff: A pathogenetic mechanism of tendon tear? J Shoulder Elbow Surg. 2004;13(3):328–32.

Gigante A, Specchia N, Rapali S, Ventura A, de Palma L. Fibrillogenesis in tendon healing: an experimental study. Boll Soc Ital Biol Sper. 1996;72(7-8): 203–10.

Gleyze P, Thomazeau H, Flurin PH, Lafosse L, Gazielly DF, Allard M. Arthroscopic rotator cuff repair: a multicentric retrospective study of 87 cases with anatomical assessment. Rev Chir Orthop Reparatrice Appar Mot. 2000;86:566–74.

Gulotta LV, Kovacevic D, Ehteshami JR, Dagher E, Packer JD, Rodeo SA. Application of bone marrow–derived mesenchymal stem cells in a rotator cuff repair model. Am J Sports Med. 2009;37:2126–33.

Hays PL, Kawamura S, Deng XH, Dagher E, Mithoefer K, Ying L, et al. The role of macrophages in early healing of a tendon graft in a bone tunnel. J Bone Joint Surg Am. 2008;90(3):565–79.

Jackins S. Postoperative shoulder rehabilitation. Phys Med Rehabil Clin N Am. 2004;15:643–82.

Jost B, Zumstein M, Pfirrmann CW, et al. Long-term outcome after structural failure of rotator cuff repairs. J Bone Joint Surg Am. 2006;88:472–9.

Ju YJ, Muneta T, Yoshimura H, Koga H, Sekiya I. Synovial mesenchymal stem cells accelerate early remodeling of tendon-bone healing. Cell Tissue Res. 2008;332:469–78.

Kang HJ, Park BM, Hahn SB, Kang ES. An experimental study of healing of the partially severed flexor tendon in chickens. Yonsei Med J. 1990;31:264–73.

Kannus P, Jozsa L. Histopathological changes preceding spontaneous rupture of a tendon. A controlled study of 891 patients. J Bone Joint Surg Am. 1991;73:1507–25.

Kluger R, Bock P, Mittlböck M, Krampla W, Engel A. Long-term survivorship of rotator cuff repairs using ultrasound and magnetic resonance imaging analysis. Am J Sports Med. 2011;39:2071–81.

Lehman C, Cuomo F, Kummer FJ, Zuckermann JD. The incidence of full thickness rotator cuff tears in a large cadaveric population. Bull Hosp Jt Dis. 1995;54:30–1.

Longo UG, Franceschi F, Ruzzini L, Rabitti C, Morini S, Maffulli N, Denaro V. Histopathology of the supraspinatus tendon in rotator cuff tears. Am J Sports Med. 2008;36:533–8.

Meyer DC, Pirkl C, Pfirrmann CW, Zanetti M, Gerber C. Asymmetric atrophy of the supraspinatus muscle following tendon tear. J Orthop Res. 2005;23:254–8.

Millar NL, Hueber AJ, Reilly JH, Xu Y, Fazzi UG, Murrell GA, et al. Inflammation is present in early human tendinopathy. Am J Sports Med. 2010;38:2085–91.

Millar NL, Wei AQ, Molloy TJ, Bonar F, Murrell GA. Cytokines and apoptosis insupraspinatus tendinopathy. J Bone Joint Surg Br. 2009;91:417–24.

Miller BS, Downie BK, Kohen RB, Kijek T, Lesniak B, Jacobson JA, et al. When do rotator cuff repairs fail? Serial ultrasound examination after arthroscopic repair of large and massive rotator cuff tears. Am J Sports Med. 2011;39:2064–70.

Murphy PG, Loitz BJ, Frank CB, Hart DA. Influence of exogenous growth factorson the synthesis and secretion of collagen types I and III by explants of normaland healing rabbit ligaments. Biochem Cell Biol. 1994;72(9–10): 403–9.

Neer CS, Saterlee CC, Dalsey RM, Flatow EL. The anatomy and potential effects of contracture of the coracohumeral ligament. Clin Orthop Relat Res. 1992;280:182–5.

Rebuzzi E, Coletti N, Schiavetti S, Giusto F. Arthroscopic rotator cuff repair in patients older than 60 years. Arthroscopy. 2005;21:48–54.

Rossouw DJ, McElroy BJ, Amis AA, Emery RJH. A biomechanical evaluation of suture anchors in repair of the rotator cuff. J Bone Joint Surg. 1997;79:458–61.

Schibany N, Zehetgruber H, Kainberger F, Wurnig C, Ba-Ssalamah A, Herneth AM, Lang T, Gruber D, Breitenseher MJ. Rotator cuff tears in asymptomatic individuals: a clinical and ultrasonographic screening study. Eur J Radiol. 2004;51:263–8.

Sher JS, Uribe JW, Posada A, Murphy BJ, Zlatkin MB. Abnormal findings on magnetic resonance images of asymptomatic shoulders. J Bone Joint Surg Am. 1995;7:10–5.

Sishi BJ, Engelbrecht AM. Tumor necrosis factor alpha (TNF-alpha) inactivates the PI3-kinase/PKB pathway and induces atrophy and apoptosis in L6myotubes. Cytokine. 2011;54(2):173–84.

Tempelhof S, Rupp S, Seil R. Age-related prevalence of rotator cuff tears in asymptomatic shoulders. J Shoulder Elbow Surg. 1999;8:296–9.

Uhthoff HK, Trudel G, Himori K. Relevance of pathology and basic research to the surgeon treating rotator cuff disease. J Orthop Sci. 2003;8:449–56.

Urita A, Funakoshi T, Horie T, Nishida M, Iwasaki N. Difference in vascular patterns between transosseous-equivalent and transosseous rotator cuff repair. J Shoulder Elbow Surg. 2017; 26(1):149–56.

Yamamoto A, Takagishi K, Osawa T, Yanagawa T, Nakajima D, Shitara H, Kobayashi T. Prevalence and risk factors of a rotator cuff tear in the general population. J Shoulder Elbow Surg. 2010;19:116–20.

Zumstein MA, Lädermann A, Raniga S, Schär MO. The biology of rotator cuff healing. Orthop Traumatol Surg Res. 2017;103(1S):S1–S10.

经济方面

由于医疗环境的改变，为了提高疗效、降低成本，医疗服务提供者（临床医师）和政策制定者（医保部门）都更推崇高性价比的医疗服务（Black 等，2013；Bozic 和 Wright，2012；Chad Mather 和 Bozic，2013）。因此，对于骨科医师来说，严格评估，规范诊疗行为，减少花费但不降低疗效变得越来越重要（Cofield，1982；Seidl 等，2016）。鉴于肩袖损伤的发病率和手术量的持续增长，这些原则的重要性不言而喻（Colvin 等，2012）。在过去数年，有研究报道了肩袖修补手术的成本效益和经济价值。当考虑到直接和间接治疗成本时（Mather 等，2013），根据标准的成本－效益比，肩袖修补手术是经济有效的（Vitale 等，2007），并且能够节约社会净成本。

目前仍不清楚何种方式是修补肩袖最经济有效的方法。尽管从固定强度角度来说，双排修补具有生物力学上的优势（Ahmad 等，2009；Baums 等 2008、2009；Lo 和 Burkhart，2003；Meier 等，2006；Ma 等，2006；Wall 等，2009；Waltrip 等，2003；Smith 等，2006），但仍缺乏有说服力的数据来证实其临床疗效和再撕裂率。事实上，尽管临床数据未能明确最佳的修复模式，但最近的 Meta 分析和系统评价的结论认为：双排修补具有更高的愈合率和更低的再撕裂率（Mascarenhas 等，2014；Millett 等，2014；Xu

等，2014）。此外，尽管从整体来说肩袖修补术可以节约社会净成本（Mather 等，2013），但研究表明双排修补并不是一种经济有效的手术，这可能归因于增加一排固定的植入物成本（锚钉和缝线）。关节镜下肩袖穿骨修复可能具备一些独特的优势：结合了无锚钉双排修复和关节镜技术的优势（Black 等，2015；Garofalo 等，2012；Genuario 等，2012）。事实上，尽管穿骨技术不依赖锚钉作为固定点，但其利用多种缝线结构仍能产生足够的生物力学固定强度（Behrens 等，2012；Kummer 等，2013）。而且这种技术避免了缝合锚钉相关的潜在并发症和成本，例如锚钉脱出和肱骨大结节的骨溶解（Ma 等，2006；Mascarenhas 等，2014）。已有大量关节镜下肩袖穿骨修复的生物力学和临床数据，证明了这一技术的有效性（Mather 等，2013；Meier 等，2006；Millett 等，2014）。最近有研究分析了两组分别接受肩袖类穿骨（transosseous equivalent，TOE）和穿骨（transosseous，TO）修复患者的植入物成本和手术时间（Black，2016 年）。植入物总成本是指与肩袖修复直接相关的所有植入物支出：接受肩袖类穿骨手术患者所需的锚钉和接受穿骨手术患者所需的一次性穿骨过线器和缝线材料。他们也考虑了在骨质量差的患者中加用外侧骨皮质增强植入物的可能性。计算成本时不包括自有的或由医院提供的电动刨削器、过线器及手术器械，因手术原因额外增加的植入物（例如肱二头肌腱固定）也不计入。植入物成本反映了每个机构为手术支付的实际成本，可能随时间的变化而有不同的合同／协议采购价格。手术时间以麻醉记录为准，从肩部切皮开始、至敷料包扎结束。

每例患者的平均植入物相关成本见表13.1。关节镜下穿骨修复的总成本明显更低，平均336.05美元（$P < 0.0001$）。

肩袖撕裂的尺寸越大，这种成本的差额也越大。

不考虑撕裂的大小，两组的手术时间没有显著性差异（表13.2）。穿骨修复组的平均时间为94~110分钟，最快组和最慢组仅差16分钟。然而，在类穿骨修复组中，最快组和最慢组的平均手术时间却有显著性差异（35分钟，$P < 0.05$）。这可能预示着撕裂的大小对类穿骨修复组手术时间的影响更大。

最近也有其他研究报道了类似的结果（Seidl等，2016）。在前面提及的文章中（Black等，2016），作者比较了肩袖类穿骨修复和肩袖穿骨修复相关的植入物成本，同时也评估了这些技术的手术时间。肩袖撕裂根据Cofield分级标准（Cofield，1982）可分为以下几级：小（<1cm）、中（1~3cm）、大（3~5cm）、巨大（>5cm）。类穿骨修复使用缝合锚钉进行双排修补，缝合锚钉的使用数量取决于肩袖撕裂的尺寸：小（3枚）、中（2~5枚）、大（4~6枚）、巨大（4~5枚）。穿骨修复技术使用标准的双骨隧道，每个骨隧道穿过3根缝线，然后使用过线器将所有的6根缝线穿过肩袖。第2根和第5根缝线的末端穿过肩袖后通过套管拉出体外并打结，然后牵拉两根缝线的另一端将其拉回肩关节内，将两根缝线的另一端在肱骨大结节打结形成一个"箱式构型"。这个内排褥式缝线同时也用来强化垂直褥式缝合的抗脱出力。另外4根线采用垂直褥式结构打结。

在所有尺寸的撕裂中，穿骨修复组的植入物成本均显著低于类穿骨修复组（表13.3），穿骨修复组的手术时间比类穿骨修复组平均缩短约5分钟，但两组没有显著性差异。

这两项研究关于手术成本的结果一致，关于手术时间的结果则略有不同（但没有显著性差异）。

在当前的医疗环境下，医疗服务提供者（临床医师）始终承受着降低成本、提高疗效的压力。肩袖修复手术越来越普及，2006年美国每10万人中约有98人接受了此手术（Colvin等，2012），近年来每年美国约有25万例肩袖修复手术（Genuario等，2012）。对于这种常规手术，严格地评估成本－效益非常重要。据估计，肩袖修复产生的成本－效益比为术后每年3091.90~13092.84美元，其多少取决于器械使用的情况（Vitale等，2007年）。这大大低于普遍接受的

表13.1　两组修复方式的平均植入物相关成本（2016年Black报道的数据）

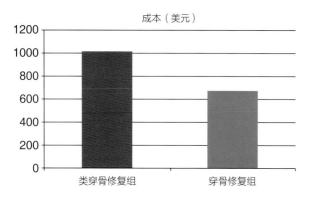

表13.2　两种修复方式的平均手术时间（2016年Black报道的数据）

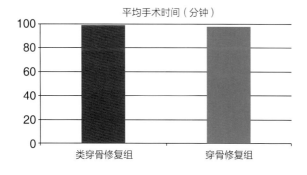

表13.3 根据撕裂尺寸分类的穿骨（TO）修复组和类穿骨（TOE）修复组的植入物成本（2016年Seidl等报道的数据）

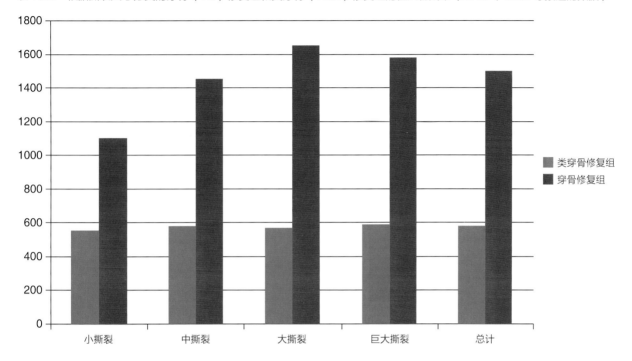

30000~50000 美元的阈值，使肩袖修复成为一个高成本 – 效益的手术。在这种情况下，穿骨修复似乎更适合于治疗肩袖撕裂：能提供比类穿骨修复更低的成本，并且随着撕裂尺寸的增大，这种成本的节约更加明显，而且不增加手术时间。

参考文献

Ahmad CS, Vorys GC, Covey A, Levine WN, Gardner TR, Bigliani LU. Rotator cuff repair fluid extravasation characteristics are influenced by repair technique. J Shoulder Elbow Surg. 2009;18:976–81.

Baums MH, Buchhorn GH, Spahn G, Poppendieck B, Schultz W, Klinger HM. Biomechanical characteristics of single-row repair in comparison to double-row repair with consideration of the suture configuration and suture material. Knee Surg Sports Traumatol Arthrosc. 2008;16:1052–60.

Baums MH, Spahn G, Steckel H, Fischer A, Schultz W, Klinger HM. Comparative evaluation of the tendon-bone interface contact pressure in different single- versus double-row suture anchor repair techniques. Knee Surg Sports Traumatol Arthrosc. 2009;17:1466–72.

Behrens SB, Bruce B, Zonno AJ, Paller D, Green A. Initial fixation strength of transosseous-equivalent suture bridge rotator cuff repair is comparable with transosseous repair. Am J Sports Med. 2012; 40:133–40.

Black EM, Austin LS, Narzikul A, Seidl AJ, Martens K, Lazarus MD. Comparison of implant cost and surgical time in arthroscopic transosseous and transosseous equivalent rotator cuff repair. J Shoulder Elbow Surg. 2016;25(9):1449–56.

Black EM, Higgins LD, Warner JJ. Value-based shoulder surgery: practicing outcomes-driven, cost-conscious care. J Shoulder Elbow Surg. 2013;22:1000–9.

Black EM, Lin A, Srikumaran U, Jain N, Freehill MT. Arthroscopic transosseous rotator cuff repair: technical note, outcomes, and complications. Orthopedics. 2015;38:e352–8.

Bozic KJ, Wright JG. Value-based healthcare and orthopaedic surgery. Clin Orthop Relat Res. 2012;470:1004–5.

Chad Mather RC 3rd, Bozic KJ. Value-based care. J Shoulder Elbow Surg. 2013;22:1599–600.

Cofield RH. Subscapular muscle transposition for repair of chronic rotator cuff tears. Surg Gynecol Obstet. 1982;154:667–72.

Colvin AC, Egorova N, Harrison AK, Moskowitz A, Flatow EL. National trends in rotator cuff repair. J Bone Joint Surg Am. 2012;94:227–33.

Garofalo R, Castagna A, Borroni M, Krishnan SG.

Arthroscopic transosseous (anchorless) rotator cuff repair. Knee Surg Sports Traumatol Arthrosc. 2012;20:1031–5.

Genuario JW, Donegan RP, Hamman D, Bell J-E, Boublik M, Schlegel T, et al. The cost-effectiveness of single-row compared with double-row arthroscopic rotator cuff repair. J Bone Joint Surg Am. 2012;94:1369–77.

Kummer FJ, Hahn M, Day M, Meislin RJ, Jazrawi LM. A laboratory comparison of a new arthroscopic transosseous rotator cuff repair to a double row transosseous equivalent rotator cuff repair using suture anchors. Bull Hosp Jt Dis (2013). 2013;71:128–31.

Lo IK, Burkhart SS. Double-row arthroscopic rotator cuff repair: re-establishing the footprint of the rotator cuff. Arthroscopy. 2003;19:1035–42.

Ma CB, Comerford L, Wilson J, Puttlitz CM. Biomechanical evaluation of arthroscopic rotator cuff repairs: double-row compared with single-row fixation. J Bone Joint Surg. 2006;88:403–10.

Mascarenhas R, Chalmers PN, Sayegh ET, Bhandari M, Verma NN, Cole BJ, et al. Is double-row rotator cuff repair clinically superior to single-row rotator cuff repair: a systematic review of overlapping meta-analyses. Arthroscopy. 2014;30:1156–65.

Mather RC 3rd, Koenig L, Acevedo D, Dall TM, Gallo P, Romeo A, Tongue J, Williams G Jr. The societal and economic value of rotator cuff repair. J Bone Joint Surg Am. 2013;95(22):1993–2000.

Meier SW, Meier JD. The effect of double-row fixation on initial repair strength in rotator cuff repair: a biomechanical study. Arthroscopy. 2006;22:1168–73.

Millett PJ, Warth RJ, Dornan GJ, Lee JT, Spiegl UJ. Clinical and structural outcomes after arthroscopic single-row versus double-row rotator cuff repair: a systematic review and meta-analysis of level I randomized clinical trials. J Shoulder Elbow Surg. 2014;23:586–97.

Seidl AJ, Lombardi NJ, Lazarus MD, Black EM, Maltenfort MG, Pepe MD, Austin LS. Arthroscopic transosseous and transosseous-equivalent rotator cuff repair: an analysis of cost, operative time, and clinical outcomes. Am J Orthop (Belle Mead NJ). 2016;45(7):E415–20.

Smith CD, Alexander S, Hill AM, Huijsmans PE, Bull AM, Amis AA, et al. A biomechanical comparison of single and double-row fixation in arthroscopic rotator cuff repair. J Bone Joint Surg Am. 2006;88:2425–31.

Vitale MA, Vitale MG, Zivin JG, Braman JP, Bigliani LU, Flatow EL. Rotator cuff repair: an analysis of utility scores and cost-effectiveness. J Shoulder Elbow Surg. 2007;16:181–7.

Wall LB, Keener JD, Brophy RH. Double-row vs single-row rotator cuff repair: a review of the biomechanical evidence. J Shoulder Elbow Surg. 2009;18:933–41.

Waltrip RL, Zheng N, Dugas JR, Andrews JR. Rotator cuff repair. A biomechanical comparison of three techniques. Am J Sports Med. 2003;31:493–7.

Xu C, Zhao J, Li D. Meta-analysis comparing single-row and double-row repair techniques in the arthroscopic treatment of rotator cuff tears. J Shoulder Elbow Surg. 2014;23:182–8.

结论

肩袖撕裂在当今仍然是骨科医师面临的挑战。如今，真正的问题不仅仅是将肌腱重新附着于骨上（也要感谢医疗器械公司对外科手术器械的发展），而是如何促进腱–骨愈合的过程。

事实上，在所有的手术操作中，施术者都必须牢记哪些过程、步骤和方面可以促进愈合。

考虑到所有的因素才可能在肩袖手术中取得成功。

正如本书所述，为了达到这个目标，需要有怀着同样热情的不同"朋友"的贡献，多学科合作可能是正确的出路。众所周知，肩袖撕裂并不存在单一的干预方法，我们致力于描述和定义肌腱愈合中调节纤维生成的所有方面（可能是我们认为最重要的），并尝试标准化关节镜下穿骨手术，这仍然是目前肩袖手术的金标准。

即使目前的器械已经相当"容易使用"，根据所需的构造，手术中仍存在一些高要求的步骤。

一切皆有可能！是良好的专业知识基础、早期的练习指导（纯实验室练习、计算机辅助实验室练习、手术直播等），让进行一台首先令患者，同时也令所有工作人员满意的关节镜下肩袖穿骨修复手术成为了可能。

本书的目的是阐述肩袖肌腱撕裂的一些方面，给出全关节镜下肩袖穿骨修复手术的技巧和误区（下图为本书的三位作用）。

图 1　本书作者克劳迪奥·基莱米（上），亚历山大·卡斯塔尼亚（中）和马塞洛·奥西马尼（下）

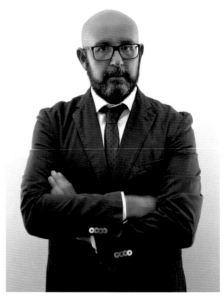

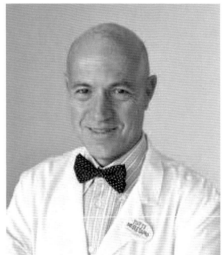

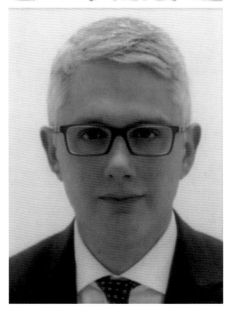